群防群治癌症的利器
癌症患者康复的参谋

抗癌指南

编著　覃建峰　覃建雄
审定　覃迅云

中国中医药出版社
·北　京·

图书在版编目（CIP）数据

抗癌指南/覃建峰，覃建雄编著.—北京：中国中医药出版社，2013.6
(2013.10重印)
ISBN 978-7-5132-1454-4

Ⅰ.①抗… Ⅱ.①覃… ②覃… Ⅲ.①癌—防治 Ⅳ.①R73

中国版本图书馆CIP数据核字（2013）第103753号

中国中医药出版社出版
北京市朝阳区北三环东路28号易亨大厦16层
邮政编码 100013
传真 010 64405750
北京市泰锐印刷有限责任公司印刷
各地新华书店经销
*
开本 880×1230 1/32 印张 7.25 字数 186 千字
2013年6月第1版 2013年10月第2次印刷
书号 ISBN 978-7-5132-1454-4
*
定价 36.00元
网址 www.cptcm.com

如有印装质量问题请与本社出版部调换

社长热线 010 64405720
购书热线 010 64065415 010 64065413
书店网址 csln.net/qksd/
官方微博 http://e.weibo.com/cptcm

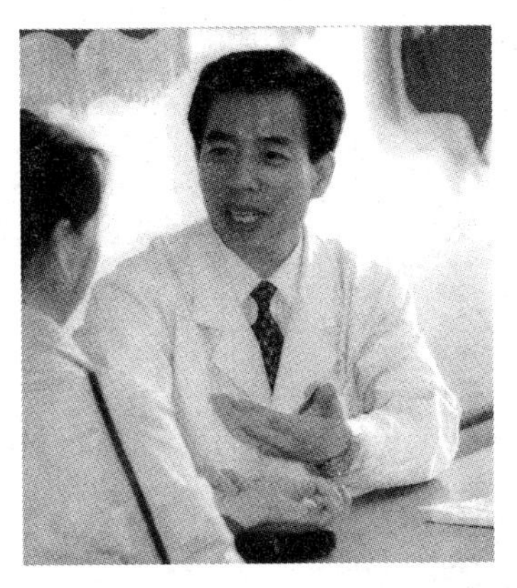

认真落实十八大精神，忠诚履行为人民服务宗旨，普及癌症防治知识，人人健康长寿奔小康。

——为《抗癌指南》出版题

覃迅云

2013年4月10日

覃迅云，广西覃氏瑶医第十三代传人，中国瑶医药学科带头人，博士后合作导师，瑶医第一位主任医师。现任集医疗、教学、科研、制药于一体的北京德坤瑶医医疗集团院长，社会兼职有：中国民主建国会会员、中国光彩事业促进会理事、中国名人协会会员、中国民族医药学会常务理事、瑶医药专家委员会主任委员。曾先后受到中共中央政治局原常委、全国政协原主席贾庆林和中共中央政治局委员、国务院副总理刘延东等党和国家领导人亲切接见。2003年被民建中央、中央统战部评为抗“非典”模范，被北京市委市政府评为精神文明建设积极分子；2004年被中国医学基金会评为全国十大杰出贡献医院院长；2007年被国家中医药管理局、国家民委评为全国民族医药先进个人；2008年被卫生部等四个部委评为抗震救灾先进个人，获第五届中国医师奖，并代表98名受奖者在颁奖大会上发言。

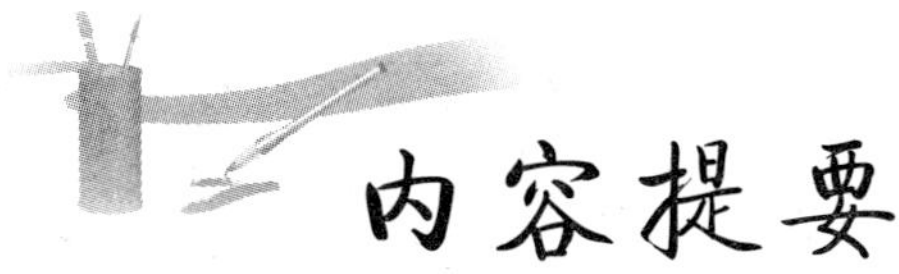

内容提要

有关癌症的书已出版不少，本书不同之处在于：①读者面广。作者立足抗癌，从新闻角度介绍防治癌症的相关基础知识，适合当今所有人群阅读。②针对性强。不仅较全面地解答了人们在防癌、抗癌中遇到的问题，帮助消除种种恐惧和顾虑，而且重点介绍了预防措施，推荐了一些治疗方案。③好懂、好记、好用。虽然内容专业性强，但每个专题有一个醒目标题，让读者一看就懂得它所包含的意思。同时，通篇以通俗的语言讲解。④可信度高。不仅书中引用的材料出自权威的书、刊、报，而且选择的癌症康复患者均系作者调查核实了的。为了帮助癌症患者和患者家属配合化疗，书末还附有我国使用的抗癌谱较广的一、二线治疗的化学药以及全球2011年十大（畅销）抗癌药物简介。因而可以说，本书是百姓迫切需要，且看得懂的防治癌症科普图书，是癌症患者康复的好参谋。

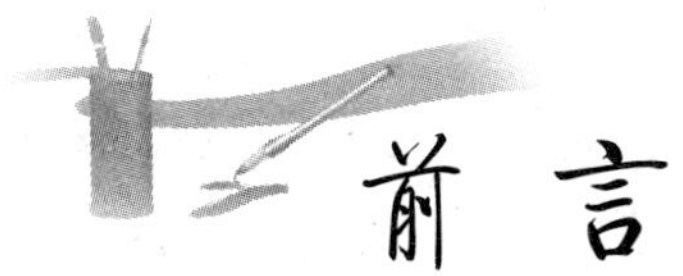

前 言

癌症，是当今危害人类健康的第一杀手；癌症，也是当今人们返贫的一个重要原因；癌症，还是当今毁坏完美幸福家庭的罪魁祸首；更为严重的是，癌症，正朝着“年轻化”的趋势发展。基于此，普及防治癌症知识，以夺取抗癌斗争的胜利便成了实现中华民族伟大复兴梦想中的一项紧迫而重要的举措。

作者习医之时即已注重癌症防治，这是本书得以完成的基础。近些年来，作者曾先后在北京德坤瑶医医疗集团旗下的沈阳、石家庄、黑龙江大庆市等地的八家兄弟医院交流相关知识，并深入农村癌症患者家庭进行流行病学调查和治疗效果考察，这是本书得以完成的关键。

特别是近年来，时任全国政协副主席、党组成员李兆焯，卫生部副部长王国强，国家民委副主任罗黎明和全国药理学会理事长、中国医学科学院、中国协和医科大学药物研究所副所长、亚洲西太平洋地区药理学家联合会执行委员会委员、博士生导师杜冠华先后到北京瑶医医院视察和调研，给发展瑶医药事业指明了方向，这是本书得以完成的巨大动力。

为了让人们手中有一实用的抗癌“武器”，也给癌症患者康复提供一些参考意见，作者在整理汇编相关资料时十分注意避免与已出版的癌症书籍“雷同”，因而具有如本书“内容提要”所述之四个不同点。

本书编写中引用了不少先辈的成果，受到了无数老师的指教，在此不一一列举，谨致以衷心的感谢和崇高的敬意！

鉴于作者水平有限，不当之处，恳请医药界前辈和广大读者提出宝贵意见，以便再版时修订提高。

覃建峰　覃建雄

2013 年 4 月 24 日于北京市

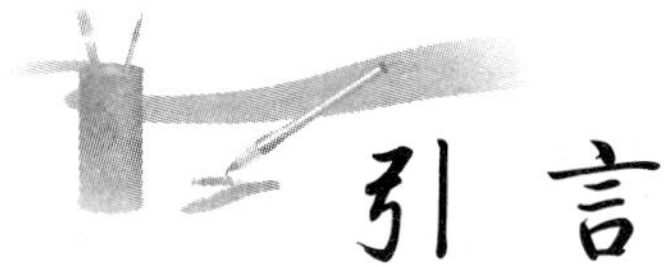

引言

癌症，曾被认为是“老年癌”、“成年癌”，但在今天正朝着“年轻化”的趋势发展。40 岁左右的青年人患宫颈癌、肝癌，10 岁左右的儿童患胃癌，5 岁左右的小儿患肺癌、肠癌……

癌症，是当今危害人类健康的第一杀手。据权威单位的资料统计，我国城市居民死亡原因中，1975 年以前占第一位的一直是呼吸系统疾病，到 1975 年第一位的是脑血管病，1985 年是心脏病，进入 20 世纪 90 年代则是恶性肿瘤。世界卫生组织公布的死因预测报告显示，在未来 100 年里，癌症将继续位居人类死因首位。

癌症，也是当今人们返贫的一个重要原因；癌症，也是当今毁坏完美幸福家庭的罪魁祸首。

多年的实践证明，为了有效降低癌症发病率和死亡率，让人人在健康长寿中享受小康生活，必须普及防癌治癌知识，让患者、健康人群和广大医务工作者一道抗击癌症，像人人接种牛痘消灭天花病一样，人人参战消灭癌症。

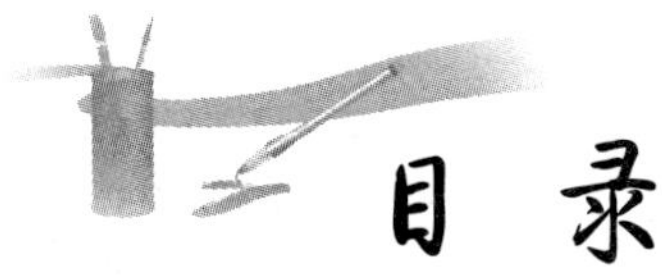

目录

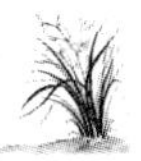

从远古时代癌症危害看消除癌症的恐惧

讲癌症必须从肿瘤说起。

肿瘤是细胞在各种致瘤因子作用下异常增殖所形成的细胞群。泛指一群生长失去正常调控的细胞形成的新生物。目前已发现的200多种恶性肿瘤几乎涉及了所有类型的细胞、组织及器官系统。

为帮助读者弄懂这个定义，现从人体结构角度，简单介绍定义中的关键词——细胞、组织、器官、系统。

细胞由含有生命机能的有机物质（蛋白质、脂类、糖类和核酸等）和无机物质［水、无机盐（包括钾、镁、铁、钙、钠和氯等）］构成。

组织由细胞与细胞间质组成。

细胞间质就是细胞之间的物质，也就是在细胞之间存在的由细胞产生的不具有细胞形态和结构的一种或几种与细胞不同的物质。它包括纤维、基质和流体物质（组织液、淋巴液、血浆等）。人体组织内的细胞都浸润在细胞间质液中。上皮组织细胞的细胞间质最少，结缔组织细胞的细胞间质较多。细胞间质对细胞起着支持、保护、连结和营养作用，参与构成细胞生存的微环境。

细胞间质是人体细胞所生活的液体环境。细胞间质液含有细胞在代谢时所需要的全部物质。同样的，细胞间质液也会接受细胞的代谢产物，或未被利用的物质。细胞和液体之间不断地进行着物质交换：吸取氧和养料，排出二氧化碳等废物。为了不使细胞本身被产生的废物所破坏，细胞间质液会不断地更新。

人体共有四大组织，分别是：①上皮组织（简称上皮），呈膜状覆盖在人体的外表面或衬在体内各种管、腔及囊的内表面，具有保护、分泌、吸收和排泄等功能；②结缔组织，主要起支持连接作用，有些还具有营养和防御保护等作用；③肌肉组织，由特殊分化的肌细胞构成，依其形态功能特点，分为骨骼肌、心肌、平滑肌三种。骨骼肌、心肌也称为横纹肌；④神经组织，主要由神经元（神经细胞）和神经胶质细胞组成。神经元能感受体内、外刺激和传导冲动，神经胶质细胞对神经元具有支持、输送营养、排出代谢废物和防御等重要功能。

器官由组织构成。

系统由功能相似的器官组成。人体由消化系统、神经系统、呼吸系统、循环系统、运动系统、内分泌系统、泌尿系统、生殖系统等八大系统组成。这些系统协调配合，使人体内各种复杂的生命活动能够正常进行。

消化系统　由消化道和消化腺两部分组成，包括：口腔、咽、食道、胃、小肠、大肠、肛门，以及唾液腺、胃腺、肠腺、胰腺、肝脏等。这些消化器官协同工作，共同完成对食物的消化和对营养物质的吸收，使人体获得糖类、脂肪、蛋白质和维生素等营养。其中，糖、脂肪、蛋白质被称为“三大产热营养素”。糖类最终被消化为葡萄糖；脂肪最终被消化为甘油和脂肪酸；蛋白质最终被消化为氨基酸。

神经系统　由脑、脊髓、脑神经、脊神经和植物性神经，以及各种神经节组成，能协调体内各器官、各系统的活动，使之成为完整的一体，并与外界环境发生相互作用，以维持机体与内、外界环境的相对平衡。因而它是机体内起主导作用的系统。

呼吸系统　包括呼吸道（鼻腔、咽、喉、气管、支气管）和肺。动物体在新陈代谢过程中要不断消耗氧气，产生二氧化碳。机体与外界环境进行气体交换的过程称为呼吸。气体交换的地方有两处，一处是由外界与呼吸器官（如肺、腮）的气体交换，称肺呼吸或腮

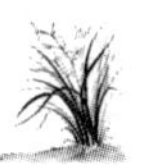

呼吸（或外呼吸）；另一处由血液和组织液与机体组织、细胞之间进行气体交换（称内呼吸）。在高等动物和人体，呼吸过程由三个相互衔接并且同时进行的环节来完成：外呼吸或肺呼吸，包括肺通气（外界空气与肺之间的气体交换过程）和肺换气（肺泡与肺毛细血管之间的气体交换过程）；气体在血液中的运输；内呼吸或组织呼吸，即组织换气（血液与组织、细胞之间的气体交换过程），有时也将细胞内的氧化过程包括在内。可见呼吸过程不仅依靠呼吸系统来完成，还需要血液循环系统的配合，这种协调配合，以及它们与机体代谢水平的相适应，又都受神经和体液因素的调节。

循环系统　是生物体的体液（包括细胞内液、血浆、淋巴和组织液）及其借以循环流动的管道组成的系统。从动物形成心脏以后循环系统分为心脏和血管两大部分，叫做心血管系统。循环系统是生物体内的运输系统，它将消化道吸收的营养物质和由腮或肺吸进的氧输送到各组织器官并将各组织器官的代谢产物通过同样的途径输入血液，经肺、肾排出体外。肺循环（小循环）：右心室→肺动脉→肺部毛细血管网→肺静脉→左心房。体循环（大循环）：左心室→主动脉→各级动脉→各级毛细血管网→各级静脉→上/下腔静脉→右心房。

运动系统　由骨、关节和骨骼肌组成，约占成人体重量的60%。全身各骨借关节相连形成骨骼，起支持体重、保护内脏和维持人体基本形态的作用。骨骼肌附着于骨，在神经系统支配下收缩和舒张，收缩时，以关节为支点牵引骨改变位置，产生运动。骨和关节是运动系统的被动部分，骨骼肌是运动系统的的主动部分。骨的表层致密而坚硬，叫骨密质；骨的内部呈蜂窝状，叫骨松质；骨中的空腔部分叫骨髓腔，中央充满骨髓。胎儿和幼儿的骨髓都是红骨髓，为造血器官。随着年龄增长，长骨骨髓腔内的红骨髓逐渐被脂肪组织代替，变成黄骨髓。

内分泌系统　内分泌腺是人体内一些无输出导管的腺体。它的分泌物称激素。对整个机体的生长、发育、代谢和生殖起着调节作用。人体主要的内分泌腺有：甲状腺、甲状旁腺、肾上腺、垂体、松果体、胰岛、胸腺和性腺等。

泌尿系统 由肾、输尿管、膀胱及尿道组成。其主要功能为排泄。排泄是指机体代谢过程中所产生的各种不为机体所利用或者有害的物质向体外输送的生理过程。被排出的物质一部分是营养物质的代谢产物；另一部分是衰老的细胞破坏时所形成的产物。此外，排泄物中还包括一些随食物摄入的多余物质，如多余的水和无机盐类。

生殖系统 是生物体内的和生殖密切相关的器官成分的总称。其功能是产生生殖细胞，繁殖新个体，分泌性激素和维持副性征。人体生殖系统有男性和女性两类。按生殖器所在部位，又分为内生殖器和外生殖器两部分。

在弄懂癌症定义后，接着讲肿瘤分类。根据肿瘤的生物学特性及其对机体危害性的不同，肿瘤可分为良性和恶性两大类。良性肿瘤和恶性肿瘤的主要区别大致有如下几点：

1. 良性肿瘤的生长速度缓慢，恶性肿瘤长得比较快。

2. 良性肿瘤不发生转移，恶性肿瘤易转移。

3. 良性肿瘤质地一般较软，多数有包膜和周围组织相隔，触诊肿瘤时，肿瘤有一定的活动度，表面较光滑，手术切除时，容易治愈，一般无全身症状；恶性肿瘤表面不光滑，质地坚硬，和周围组织的界线不清楚，常较固定，不易活动，手术时难以彻底切除，容易复发，病人常有消瘦、发热、食欲减退等全身症状。

4. 从肿瘤对人体的危害来讲，除极少数良性肿瘤可转化为恶性肿瘤外，一般来说，良性肿瘤仅有局部压迫症状，不危及病人生命，而恶性肿瘤能迅速破坏周围组织、器官的结构和功能，广泛转移时，影响全身的功能，最后造成各系统的功能紊乱，直至衰竭。

良性肿瘤和恶性肿瘤的区别是很明显的，但是，极早期的恶性肿瘤常不容易和良性肿瘤相区别。在脑、心脏等部位上的良性肿瘤，

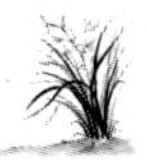

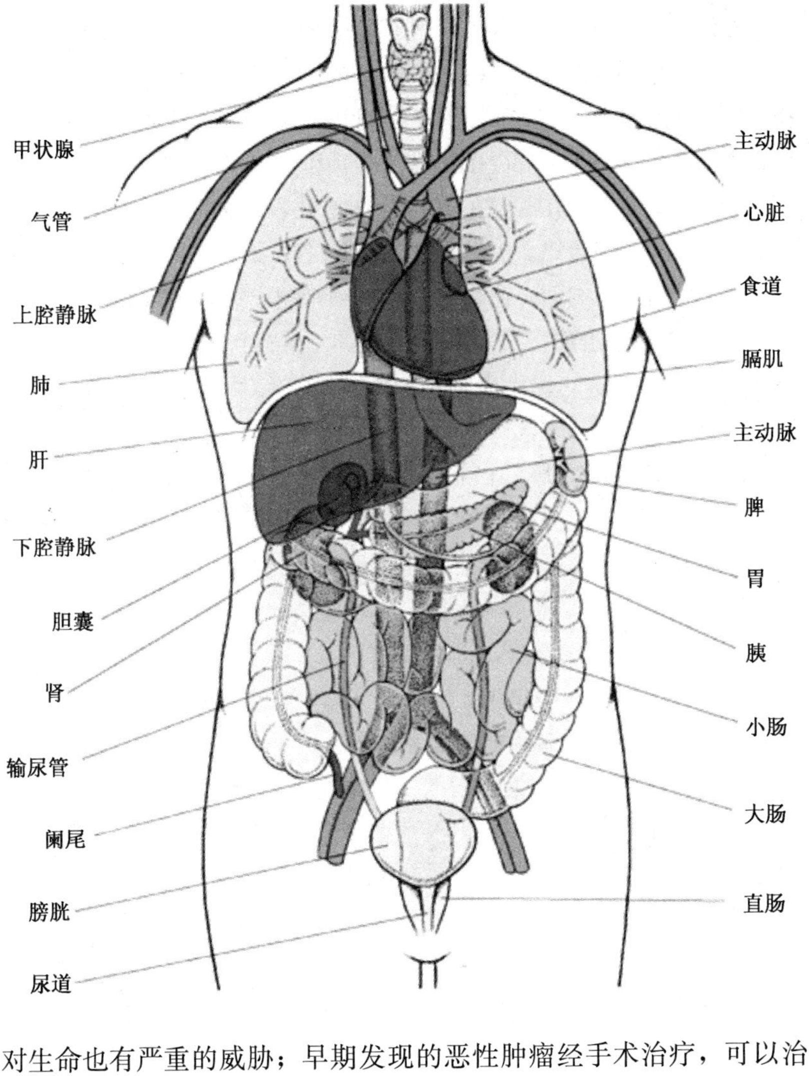

甲状腺
气管
上腔静脉
肺
肝
下腔静脉
胆囊
肾
输尿管
阑尾
膀胱
尿道

主动脉
心脏
食道
膈肌
主动脉
脾
胃
胰
小肠
大肠
直肠

对生命也有严重的威胁；早期发现的恶性肿瘤经手术治疗，可以治愈，不影响病人的生命。

恶性肿瘤包括癌和肉瘤两种。“癌”占了全部恶性肿瘤中的85％，所以人们一提到恶性肿瘤就自然想到“癌症”。

按肿瘤起源或组成细胞的不同，肿瘤名称又不同。来源于上皮组织的统称为“癌”，如鳞状细胞癌、腺癌。来源于间叶组织的称为肉瘤，如平滑肌肉瘤、纤维肉瘤。有少数肿瘤不按上述原则进行命名，如有些来源于幼稚组织和神经组织的恶性肿瘤称为母细胞瘤，如神经母细胞瘤、髓母细胞瘤、肾母细胞瘤等。有些肿瘤由于成分复杂或由于习惯沿袭，在肿瘤的名称前加恶性，如恶性畸胎瘤、恶性脑膜瘤、恶性神经鞘瘤等。有些肿瘤冠以人名，如尤文瘤、霍奇金淋巴瘤。或按肿瘤细胞的形态命名，如骨巨细胞瘤、肺燕麦细胞癌。

癌症主要有四种：癌瘤，影响皮肤、黏膜、腺体及其他器官；血癌，即血液方面的癌；肉瘤，影响肌肉、结缔组织及骨头；淋巴瘤，影响淋巴系统。

常见的癌症有血癌（白血病）、骨癌、淋巴癌（包括淋巴细胞瘤）、肠癌、肝癌、胃癌、盆腔癌（包括子宫癌，宫颈癌）、肺癌（包括纵隔癌）、脑癌、神经癌、乳腺癌、食道癌、肾癌等。

50 多年前，人们很少听说癌症，如今看到这么多的人患癌症、死于癌症，感到有些突然，也不知究竟。

其实，我国早在历史上的第二个朝代——殷商时代，即公元前 1600 年～公元前 1046 年的殷墟甲骨文上就记有“瘤”的病名。殷墟甲骨文是殷商时代刻在龟甲兽骨上的，它是中国已发现的古代文字中时代最早、体系较为完整的文字。到了宋代医家东轩居士所著的《卫济宝书》对癌瘤则有较详细的论述，尤其对乳腺癌等症之发病，认识较深，除强调其与年龄之关系外，对精神因素亦颇重视，其所用“癌”字，可称第一次使用。

西方医学，则于公元前 400 年左右，指出人体的肿瘤（或叫赘生瘤）可以大致区分成“无害性”肿瘤和“危险性”肿瘤两大类。危险性肿瘤的希腊文也就相当于今日大家所常听到的癌症。古希腊学者希波克拉底曾经描述了一些癌症的症状。他把恶性肿瘤比喻为螃蟹或小龙虾。这样的比喻可能来自于恶性肿瘤的表面形状：恶性

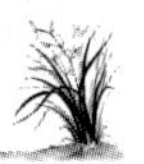

肿瘤通常有一个坚实的中心，然后向周遭伸出一些分支，就像螃蟹的形状。因为希波克拉底反对希腊传统打开身体的作法，他的描述中仅有在外观可见的肿瘤，例如位于皮肤、鼻子或乳房上的肿瘤。而治疗的方式也是根据其所提出的人类健康是由四种体液（黑胆汁、黄胆汁、血液、痰）所达成平衡的理论来进行（体液学说）。根据患者的四种体液平衡状态不同，有饮食、放血、使用泻药等治疗方法。虽然数个世纪后的现在，我们已经知道癌症可能发生在身体的任何地方，但直到发现癌症是由异常细胞所引起的疾病之前，仍旧普遍根据体液理论的治疗方式治疗癌症。16 世纪与 17 世纪时，经医生解剖尸体寻找病因变得可为大众接受。德国教授威赫姆·法布里（英文名：Wilhelm Fabry）认为乳癌是由乳汁在输乳管中造成的凝块引起。荷兰教授法兰柯斯·狄·拉·波·希维斯（英文名：Francois de la Boe Sylvius），相信所有疾病都是化学反应的结果，而酸性淋巴液则是癌症的起因。他的同事尼可雷斯·托普（英文名：Nicolaes Tulp）则认为癌症是一种慢慢地散播且具传染性的毒物。到了 18 世纪，由于显微镜的普遍使用，科学家发现“癌毒”会从原本肿瘤生长处透过淋巴结转移到身体其他部位（远处转移）。但是由于卫生的问题，以手术治疗癌症并无法获得很好的结果。有名的苏格兰外科医生亚历山德·蒙罗（英文名：Alexander Monro）在 60 名成功的手术病例中，仅两名乳癌患者存活二年以上。进入 19 世纪后，无菌法的使用改善了外科手术的卫生情形，并且也让术后存活率上升。使得外科手术切除肿瘤成为癌症主要治疗方式。19 世纪末期的威廉·科莱（英文名：William Coley）则认为治疗的成功率在无菌手术施行之前反而更高（威廉·科莱曾以注射细菌进入肿瘤的方法治疗癌症，但结果并不明显），癌症治疗变成根据各个外科医生在去除肿瘤上的不同想法来施行。同一时期，人的身体为不同的组织构成，组织则由细胞组成的观念兴起，体液理论有关体内化学不平衡的说法都被放置一旁。细胞病理学的时代正式来临。

以上说明，从远古时代就有癌症和癌症危害人类健康的记载。

过去，有病无钱治疗的人多，死了也不知道患的什么病，因此没有准确的癌症发病率和死亡率统计。而今，诱发癌症的化学性、物理性、生物学等外因增加，以及个体中枢神经系统机能不良、激素失调、对癌症免疫力降低等内因的存在，导致癌症患者“与日俱增”。由于现在有钱治病的人多了，诊断癌症的方法也现代化了，因此能够比较准确地统计癌症发病率。2013 年 1 月 9 日，全国肿瘤登记中心发布的《2012 中国肿瘤登记年报》中称，我国近 20 年来癌症呈现年轻化及发病率和死亡率“三线”走高的趋势。数据来源于 24 个省的 72 个监测点，覆盖 8500 万人。我国居民一生罹患癌症的概率为 22%，每年新发肿瘤病例约为 312 万例，平均每天 8550 人，全国每分钟有 6 人被诊断为癌症。同时，癌种也呈现地域化特点，如胃癌集中在西北及沿海。未来癌症发病人数，世界卫生组织（WHO）发表的《世界癌症报告》说，2020 年全世界癌症发病率将比现在增加 50%，全球每年新增癌症患者人数将达到 1500 万人，平均每天新增 41095 人。

另一方面，由于治疗癌症的效果不理想，因此相比之下，死亡率相当高。《2012 中国肿瘤登记年报》中称，全国肿瘤死亡率为 180.54/10 万，估计每年因癌症死亡病例达 270 万例。我国居民因癌症死亡的几率是 13%，即每 7～8 人中会有 1 人因癌症死亡。50 岁以前肿瘤死亡率处于较低水平，但男性 45 岁以上、女性 50 岁以上死亡率有较大升高，并随年龄增长而升高。60 岁以上癌症死亡约占全部癌症死亡的 63% 以上，死亡率达 1%。男性高于女性，为 1.68∶1。故社会上普遍存在“谈癌色变”现象。但当了解到远古时代就有癌症的存在，我们也就不必像当年恐惧突如其来的“非典”那样恐惧癌症。

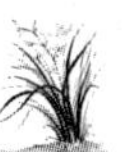

从免疫力看个体患癌的成因

现实生活中到处可见到这样一些情况：同在一个自然环境里的多位家庭成员，吃、住、劳动一个样，只有一人或两人患了癌症，其他各位均“太平”；在许多吸烟的人中，有的患癌症，多数人却没事……这是为什么？

有的人说，患癌症的人是前世或今生做了坏事、亏心事的“报应”。这是不科学的说法。

为了弄清人体为什么会患癌症，首先要认识产生癌症的病源——癌细胞（英文名称：cancer cell）。

癌细胞是一种变异的细胞，与正常细胞不同，其特点是：无限制、无止境地增生，使患者体内的营养物质被大量消耗；癌细胞释放出多种毒素，使人体产生一系列症状；癌细胞还可转移到全身各处生长繁殖，导致人体消瘦、无力、贫血、食欲不振、发热以及严重的脏器功能受损等。与之相对的有良性肿瘤，良性肿瘤则容易清除干净，一般不转移、不复发，对器官、组织只有挤压和阻塞作用，但癌症（恶性肿瘤）还可破坏组织、器官的结构和功能，引起坏死出血合并感染，患者最终由于器官功能衰竭而死亡。由于有无限生长、转化和转移三大特点，也因此难以消灭。

显微镜下的癌细胞

癌细胞由“叛变”的正常细胞衍生而来，经过很多年才长成肿瘤。在细胞分化过程中“叛变”细胞脱离正轨，自行设定增殖速度，累积到 10 亿个以上我们才会察觉。癌细胞的增殖速度用倍增时间计算，1个变2个，2个变4个，以此类推。比如，胃癌、肠癌、肝癌、胰腺癌、食道癌的倍增时间平均是31天；乳腺癌倍增时间是40多天。由于癌细胞不断倍增，癌症越往晚期发展得越快。

癌细胞的内外潜藏着自身无法克服和无法排除的逆转因素，这是它的特点，也是它的缺点，造就了它的不稳定性。

科学家指出，癌症细胞在转移过程中会遇到很多困难，首先要经过数十次变异，然后要克服细胞间黏附作用脱离出来，并改变形状穿过致密的结缔组织。成功逃逸后，癌症细胞将通过微血管进入血液，在那里它还可能遭到白细胞的攻击。接下来癌细胞将通过微血管进入一个新器官（现被称为“微转移”）。在这里，癌细胞面临着并不友好的环境（称作“微环境”），有些细胞当即死亡，有些分裂数次后死亡，还有一些保持休眠状态，存活率仅为数亿分之一。存活下来的癌细胞能够再生和定植，成为化验中可发现的“肉眼可见转移”。随着转移的发展，它挤走了正常的细胞，破坏了器官的功能，最后足以致命。

癌细胞组成

1. 在细胞膜上

癌细胞的生存和发展离不开蛋白质的合成，然而，癌细胞在合成蛋白质时，则必须从健康细胞中夺取门冬酰胺，可是，与门冬酰胺共生的门冬酰胺酶却能控制癌细胞的生长，这是它无法克服的第一个矛盾。

大量的科学实验证明，人体内每个细胞的细胞膜上存在着一种cAMP（环式磷酸腺苷）的物质，这种物质是控制或调整细胞新陈代谢的主要成分（并不因为癌化而消失），有趣的是cAMP还有一个最显著的能力，就是使癌细胞变成健康细胞（这是难能可贵的）。

癌细胞的表面有一种肿瘤抗原（CEA），它能生成相应的抗体阻止癌细胞的生长和发展，这种自我免疫力是癌细胞与生俱来的又一

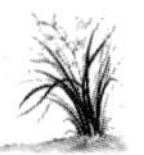

矛盾。

2. 在细胞质中

美国科学家谢伊 1994 年 12 月发现癌细胞中有一种能使癌细胞不断复制并保持其遗传特性的酶（telomerase）。此酶的活性若被抑制和破坏，癌细胞的复制工程也只好终止和结束。

3. 在细胞核内

当代分子生物学的卓越成就，已经证实细胞核结构中的 DNA（脱氧核糖核酸）分子在链键排列上发生改变时，就能立即向 RNA 发出“遗传信息”的变异电报，于是细胞就发生了癌变，然而，在细胞核中还存在着一种与之特性相反的逆转录酶，这种逆转录酶的作用是使 RNA 再把自己所收到的 DNA 发来的变异电报返送回去，迫使 DNA 恢复正常的复制功能，这样，癌细胞就变成了健康细胞。

癌细胞独具的特性

1. 无限增殖

在适宜条件下，癌细胞能无限增殖，成为“不死”的永生细胞。正常细胞都具有一定的最高分裂次数，如人的细胞一生只能分裂 50～60 次。然而癌细胞却能无限增殖。如在 1951 年由一位黑人妇女（名叫 Henrietta Lacks）的宫颈癌细胞分离建立的 HeLa 细胞系，至今仍在世界许多实验室中广泛传代使用。

2. 接触抑制现象丧失

正常细胞生长相互接触后，其运动和分裂活动都要停顿下来。在体外培养条件下则表现为细胞贴壁生长汇合成单层后即停止生长。癌细胞则不同，其分裂和增殖并不因细胞相互接触而终止，在体外培养时细胞可堆累成立体细胞群，故癌细胞接触对癌细胞的增殖无抑制作用。

3. 癌细胞间黏着性减弱

癌细胞的纤粘连蛋白显著减少或缺失，钙黏蛋白合成发生障碍，从而破坏了细胞与基质之间和细胞与细胞之间的黏着，因此癌细胞具有易于浸润组织和转移的属性。

4. 易于被凝集素凝集

与正常细胞相比，癌细胞更容易被凝集素所凝集，故引起癌细胞凝集所需的凝集素浓度要比正常细胞低得多。癌细胞凝集性增强是由于质膜结构发生深刻变化所致。糖蛋白在质膜中的运动性增强，因而凝集素更容易将其受体（糖蛋白）簇集，形成更多的横桥。质膜糖蛋白运动性增强还可能是由于与其相连的微丝受到破坏所致。

5. 黏壁性下降

在体外培养中，细胞贴壁生长，这与细胞分泌葡糖胺聚糖黏性物质有关。葡萄糖胺聚糖是构成细胞外基质的主要成分，可形成水合凝胶。癌细胞合成葡萄糖胺聚糖减少，导致细胞黏壁性能下降。

6. 细胞骨架结构紊乱

癌细胞中微管变短，排列紊乱，微丝亦发生结构异常。src 基因（即诱发肉瘤的基因）的产物中有一种蛋白质激酶，该酶可使张力纤维两端的黏着斑蛋白磷酸化，而使张力纤维与质膜脱离。肌动蛋白丝的量减少，引起质膜流动性增强，细胞属性发生改变。由于细胞骨架结构紊乱，导致细胞外形亦发生改变。例如培养中的正常成纤维细胞呈扁平梭形，但被鸟类肉瘤病毒（含 src 癌基因）转化后，则变成球形，表面出现小泡，此即由于细胞骨架成分紊乱所致。

7. 产生新的膜抗原

癌细胞丢失了质膜上的主要组织相容性抗原，而出现了一些新的相关性膜抗原。这些新的膜抗原是由正常细胞表面的糖蛋白修饰而成。同时由于表面蛋白质运动增强，使表面蛋白更易被相应抗体所凝集。

8. 对生长因子需要量降低

正常细胞在体外一般要在含有 10%以上的血清的培养液中才能生长；血清中含有一些细胞生长所需要的生长因子，如表皮生长因

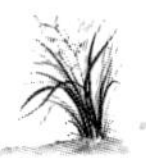

子（PGF）、血小板衍生生长因子（PGDF）、胰岛素等。而转化细胞却能在血清浓度很低的培养液中生长，对生长因子的需求量大大降低。

此外，癌细胞还有许多不同于正常细胞的属性，如葡萄糖运输增加，产生新的细胞分泌物，还有具有丰富的内质网和高尔基体等。

癌细胞特点

1. 一般特点

（1）单个癌细胞的形态特点，主要表现在细胞核上，可归纳为：

①核大：癌细胞核可比正常细胞大1～5倍。

②核大小不等：由于各个癌细胞核增大程度不一致，同一视野的癌细胞核，大小相差悬殊。

③核畸形核膜增厚：癌细胞核可出现明显的畸形，表现为细胞核形态不规则，呈结节状、分叶状等，核膜出现凹陷、皱褶，使核膜呈锯齿状。

④核深染：由于癌细胞核染色质增多，颗粒变粗，核深染，有的可呈墨水滴样，同时因核内染色质分布不均，核的染色深浅不一。

⑤核质比例失常：癌细胞核增大明显，超过细胞体积的增大，故核质比例失常。并且癌细胞分化愈差，核质比例失常愈明显。

⑥癌细胞具有丰富的游离核糖体。

⑦癌细胞的表面发生了变化，由于细胞膜上的糖蛋白等物质减少，使得细胞彼此之间黏着性显著降低，容易在体内分散和转移。

（2）成堆癌细胞的排列特点

成片鳞癌细胞，仍可带有一定程度的鳞状上皮的排列特点，如平铺的鹅卵石样，但极性消失，排列不规则；腺癌可出现不规则的腺腔样排列；未分化癌则表现为束状（单行）排列及镶嵌样（成片）排列等特征，这些可作为诊断癌细胞和进行癌细胞分类的依据。

2. 涂片的“阳性背景”

由于肿瘤组织，特别是浸润癌和分化差的癌，易发生出血坏死。因此，涂片中常常可见成片的红细胞和坏死细胞碎片，这种背景往往提示涂片可能为阳性，所以称阳性背景。早期癌涂片背景多数干净，不易见到坏死细胞碎片。出血坏死并非肿瘤所独有，在某些严重的炎症病变中也可出现，所以在没找到癌细胞之前，绝不能单凭阳性背景的有无，而诊断癌或排除癌。

3. 各种癌细胞的形态特点

癌细胞大致可分为三大类：鳞癌、腺癌、未分化癌。

（1）鳞癌　一般起源于鳞状上皮，也可起源于已经发生鳞化的柱状上皮。根据涂片中大多数癌细胞的分化程度，可把鳞癌分为分化好的和分化差的两大类。

高分化（角化型）鳞癌　以类似表层细胞的癌细胞为主，并可见少量中层癌细胞，这些癌细胞分化比较成熟，表现多形性，如纤维形、蝌蚪形、蛇形等癌细胞，常散在分布。癌细胞胞质角化明显，故称角化型鳞癌。

低分化（非角化型）鳞癌　癌细胞形态类似底层鳞状上皮细胞，少数类似中层鳞状上皮细胞，不出现或很少出现表层癌细胞。癌细胞形态主要为圆形、卵圆形，多数成片脱落，也可单个散在，胞质少、不角化。HE 染色呈暗红色，巴氏染色为暗绿色，核大，核仁清楚。

（2）腺癌　一般起源于柱状上皮和腺上皮。根据癌细胞大小，细胞内的黏液多少，有无形成腺腔样结构，腺癌亦可分为两型。

高分化腺癌　常形成腺样排列。癌细胞大，胞质丰富，HE 染色为浅红色，巴氏染色为浅绿色，其中可见黏液空泡。核大，核染色质颗粒粗，染色深，核仁巨大。

低分化腺癌　癌细胞小，胞质少，嗜碱性，黏液空泡少见。癌细胞常成团脱落，排列紧密，形成桑椹样结构。核小偏位，边缘胞

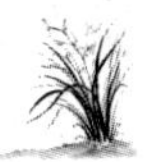

质隆起。核染色质较粗，核仁小。

（3）小细胞型未分化癌　一般认为起源于支气管上皮的嗜银细胞，可产生多肽类激素而引起内分泌症状，故属于神经内分泌肿瘤。癌细胞小，圆形、卵圆形或瓜子形。胞质极少，细胞核约比淋巴细胞大半倍到一倍，核畸形明显，染色深，癌细胞排列紧密而不重叠，成片出现时，往往呈镶嵌样结构；单行排列时呈束状。这是未分化癌的特征性表现。

在弄清癌症的病源——癌细胞的相关知识后，我们再从医学上看。人体是由40万亿～60万亿个细胞组成的。每个细胞照章行事，知道何时该生长分裂，也知道怎样和别的细胞结合，形成组织和器官。而构建不同组织的“图纸”，就是基因。

医学家认为：人体内都有原癌基因，但绝对不是人人体内都有癌细胞。原癌基因主管细胞分裂、增殖，人的生长需要它。为了“管束”它，人体里还有抑癌基因。平时，原癌基因和抑癌基因维持着平衡，但在致癌因素作用下，原癌基因的力量会变大，而抑癌基因却变得较弱。因此，致癌因素是启动癌细胞生长的“钥匙”，主要包括精神因素、遗传因素、生活方式、某些化学物质等。多把“钥匙”一起用，才能启动“癌症程序”；“钥匙”越多，启动机会越大。我们还无法破解所有“钥匙”，因此还无法攻克癌症。

在正常情况下，细胞内存在着与癌症有关的基因，这些基因的正常表达是个体发育、细胞增殖、组织再生等生命活动不可缺少的，这些基因只有发生突变时才有致癌作用，变成癌基因。这些具有引起细胞癌变潜能的基因称为原癌基因。原癌基因属于显性基因，等位基因中的一个发生突变，就会引起细胞癌变。正常细胞中虽然存在着原癌基因，但是原癌基因的活动受到严格的精密调控，其编码产物是细胞生长和分化所必需的，不会引起癌变。然而，当原癌基因发生了变化，产生了超出细胞活动所需要的产物，就会引起细胞癌变。原癌基因的这种变化称为原癌基因的激活。

虽然癌症起始于一个细胞突变，但是这个突变细胞的后代必须经过几次突变，才能形成癌细胞。流行病学统计表明，癌症的发病率随年龄的增长而提高，而且是几何级数提高，癌症的发病率是年龄的3次方、4次方甚至5次方。癌症的渐进发生过程非一日之寒，需要数年时间，在此期间既有内因的作用，也有外因的诱发，致癌因子需要有剂量累积效应。癌症的发生要有许多因子的共同作用。体内还有免疫监控系统，可以随时消灭癌细胞。因此，许多细胞中还存在另一类基因与遏制细胞增殖有关，这类基因的缺失或失活，也可引起细胞癌变，这类基因叫做抑癌基因或肿瘤抑制基因。抑癌基因与原癌基因不同，抑癌基因是隐性基因，需要两个等位基因都突变失活，才能引起细胞癌变。如果亲代传递给后代的某一抑癌基因中有一个等位基因无功能，这个后代个体就容易患癌症。在正常细胞中，原癌基因与抑癌基因协调配合，共同维持细胞的正常增殖活动。

在正常情况下，癌基因对人体不产生害处，致癌基因和抑癌基因处于平衡，人体组织细胞按照正常的成长、凋亡程序，不会变成肿瘤细胞。如果引起癌症的外因促使人体发生癌症时，人体内有两组细胞，一组叫T淋巴细胞，一组叫B淋巴细胞。这两组细胞在“抗”癌中发挥其“特异”功能也不会癌变。T淋巴细胞的“特异”功能有三：一是对癌细胞进行杀伤；二是把杀伤癌细胞的能力转移给尚没有免疫能力的淋巴细胞与其并肩作战；三是合成干扰素，通过提高人体抗病毒的能力，对可能是由病毒引起的癌症起到一定的抑制作用。B淋巴细胞则产生一种特殊的免疫球蛋白，杀伤癌细胞。医学上把T淋巴细胞和B淋巴细胞在“抗”癌中的“特异”功能叫做对癌症的免疫力。

由于大多数人对癌症具有的免疫力，比致癌因素强大得多，所以不患癌症。有的人由于先天或后天的因素，导致对癌症免疫力缺损；有的人由于某种原因，导致人体免疫系统遭到破坏，使免疫力

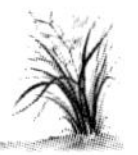

下降，出现这两种情况中的任何一种，癌细胞便逃逸了免疫的调控作用，以比正常细胞快 8 倍的裂变速度分裂增殖，最终成为临床上所见到的癌症。这就是多数人不患癌症，有的人患癌症的原因。

从功能衰退看老人患癌的几率

不论男女老少均有患癌症的可能。2011年3月，天津一个8岁的男孩卢某，经北京友谊医院和中国医学科学院血液病医院均确诊为世界罕见的皮肤母细胞性浆细胞样树突状细胞肿瘤。当时，全球患该病的还不到50人。

虽然各年龄段都有可能患癌症，但不同类型的癌症发病年龄不尽相同，例如食管癌的高发年龄是50～60岁，甚至更高，胃肠道癌是55岁，乳腺癌、肺癌一般在50岁，但是20岁患乳腺癌、肺癌的患者也不少，白血病多在青年、儿童，恶性淋巴瘤多为青壮年，儿童也很多。

英国癌症研究会2012年12月19日预测称，由于人们越来越长寿，患癌症的风险也随之增加。到2027年男性患癌的风险将从2010年的44%上升到50%，亦即每两名男性中就有一个有患癌的风险；女性则从40%上升到44%。在未来15年中前列腺癌、肠癌和黑色素瘤将是患病人数增长最多的癌症。

我们再看一条来自2013年1月3日《健康报》的消息《人过四十尤需警惕肿瘤来袭》：

全国肿瘤登记中心日前发布《2012中国肿瘤登记年报》，年报披露，全国肿瘤发病率为285.91/10万，发病率无论男女，城市均高于农村。从年龄段上看，40岁以上年龄组发病率快速升高，80岁年龄组达到最高，城市和农村变化趋势基本相同。

数据显示，全国35～39岁年龄段恶性肿瘤发病率为87.07/10万，40～44岁年龄段恶性肿瘤发病率几乎翻番，达到154.53/10万；

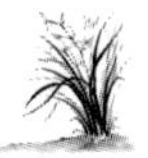

50 岁以上人群发病占全部发病的 80％以上，60 岁以上癌症发病率超过 1％。

从发病看，全国恶性肿瘤发病第一位的是肺癌，其次为胃癌、结直肠癌、肝癌和食管癌，前 10 位恶性肿瘤占全部恶性肿瘤的 76.39％。从死亡看，全国恶性肿瘤死亡第一位的仍是肺癌，其次为肝癌、胃癌、食管癌和结直肠癌，前 10 位恶性肿瘤占全部恶性肿瘤的 84.27％。死亡率最高者男女均为肺癌。男性其他主要死因癌症包括肝癌、胃癌、食管癌和结直肠癌；女性其他主要死因癌症包括胃癌、肝癌、结直肠癌和乳腺癌。

全国肿瘤登记中心副主任陈万青分析指出，从近 20 年登记数据来看，我国肿瘤发病率和死亡率均呈现逐渐上升趋势，如全国肿瘤发病率 1989 年仅为 184/10 万，但去除老龄化的影响，发病率和死亡率变化不大。因此，我国癌症负担的日益增加主要源于人口老龄化。

老人为何易患癌症?

首先从内因看。随着年龄的增长，老年人身体内的五脏六腑、四大组织、八个系统均会出现程度不同的功能减退甚至衰竭，使人体对致癌基因的抵抗力减弱，或对致癌物质的“易感性”增高。特别是与癌症发生、发展关系最密切的人体内分泌系统和免疫系统发生退行性变化后更易患癌症。如果作为免疫系统主要腺体的胸腺随着年龄增长而逐渐萎缩，胸腺素分泌减少，依赖胸腺的 T 细胞就繁殖缓慢，数量下降。具有杀伤癌细胞功能的 T 细胞减少，患癌症的几率就增高。再者，老年人本身早已存在的慢性气管炎、胃炎和溃疡病、前列腺炎、肠炎、子宫颈炎症等，是发生肺癌、胃癌、前列腺癌、大肠癌、子宫颈癌等的可能因素。

再从外因看。年龄越大，接触致癌因素的机会也越多，而致癌因素对机体带来的影响也就会越来越大，如吸烟的人，吸烟的年限越长，患癌的可能性当然也就越大。

有资料统计，在老人中较多见的癌症有 14 种：胃癌、食管癌、肝癌、宫颈癌、肺癌、肠癌、白血病、鼻咽癌、乳腺癌、脑癌、淋巴瘤、膀胱癌、阴茎癌、绒毛膜癌。

值得一提的是，癌症发生之前存在一个较长时间的潜伏期。致癌因素作用于人体后，并不是马上就会发病，往往要经过 15～30 年的“致癌潜伏期”。一般为 20 年。所以说，如果在 20～30 岁经常接触致癌物，结果要到 40～50 岁以后才发病，这样患癌的年龄就显得大了。但老年人患癌一般来势不很凶，大多有不同程度的浸润或转移，且不易被发现，多数患者有多脏器损伤，或整体较虚弱，不适宜手术、放化疗的“攻”与“伐”。

虽然衰老是不可避免的，但我们可以通过加强体育锻炼来增强体质，增强免疫力，并及时体检，注意身体的健康动态，防止癌症的侵袭。

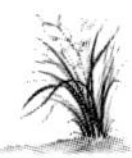

从癌症遗传与传染之误导看把温暖送给患者

现代医学证明，癌症不是遗传病，但遗传因素在癌症的发生过程中确实起一定的作用。在流行病学调查中，也有关于家族性癌症的记载。

19 世纪 60 年代，法国有一位医生报告，他家族中的 24 个女性共有 15 人死于癌症，其中 10 人死于乳腺癌；这个家族第二代的 5 个子女中，有 4 人死于癌症。同一时期，美国一位叫戈尔的老太太死于胃癌后，这个家族的后代有多名成员都死于同一疾病。后来，这个家族余下的 17 人接受了基因检测，结果表明，有 11 人携带一种家族遗传性胃癌的突变基因，患上胃癌的几率达 70%。迫不得已，家族中 11 名堂兄妹选择了在自己还未发病时就将胃完全切除。而拿破仑一家，其父、祖父、3 个姐妹和 4 个兄弟，以及拿破仑本人都死于胃癌。我国一位专家认为，儿童视网膜母细胞瘤、结肠癌、乳腺癌、肺癌、胃癌、食管癌等具有明显的遗传倾向。

癌症的家族遗传现象是由染色体畸变造成的。正常人体每个细胞有 46 条染色体，各种致癌因子可以引起染色体畸变，使得染色体在数目和形态上均与正常细胞不同，这种染色体的畸变有时会遗传给后代，使其下一代具有患癌的可能性。

具有患癌可能性的人并不一定就得癌症，只是得癌症的机会比普通人大些而已。癌症的发生决定于内因和外因，癌症体质只是具备了某种内因，如果再加上外界致癌因素，如放射线、吸烟等的作用，癌症才会发生。

遗传性的癌症并不可怕，如果得知家族中有某种癌症的遗传史就应及早预防。首先，要做好自我保健，改变不良饮食习惯，少吃油炸、熏烤食物、戒烟限酒，多吃一些防癌食物，如西红柿、红薯、牛奶等。其次要养成良好的生活习惯，作息规律，不熬夜，远离装修污染；加强体育锻炼，增强抵抗能力；还要保持良好的心态，正确看待癌症。此外，每年要定期进行体检筛查，一旦发现有早期癌症迹象，就要及时治疗，控制病情。

现代医学还证明，癌症不会传染。

传染，简单地说，就是某种疾病从一个人身上通过某种途径传播到另一个人身上。

我们知道，传染必须具备三个条件：传染源、传播途径及易感人群，三者缺一不可。例如疟疾病（俗称打摆子）的传染（流行）是因为有传染源——疟原虫，有传播途径——通过蚊子叮咬，有易感人群——所有人体对疟疾病均没有免疫力。

资料显示，癌症存在以下易患人群：

1. 癌症家族性和遗传性疾病的人群

许多常见的恶性肿瘤，如乳腺癌、胃癌、大肠癌、肝癌、食管癌、白血病往往有家族聚集现象。

2. 与癌有关疾病的人群

长期患有慢性胃炎、宫颈炎、乙型肝炎、皮肤溃疡的患者易患癌症。

3. 不良嗜好人群

长期吸烟的人群易患肺癌、胃癌。喜饮过热的水、汤及吃刺激性强或粗糙食物的人群易患食管癌，喜抱怀炉或坐热炕的人易患皮肤癌，长期酗酒者易患食管癌、肝癌。

4. 职业易感人群

长期接触医用或工业用辐射的人群，接受超剂量的照射后，易患白血病、淋巴瘤。长期接触石棉、玻璃丝的人群易患间皮瘤。长期吸入工业废气、城市污染空气的人群易患肺癌。

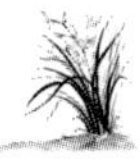

5. 个性易感人群

精神长期处于抑郁、悲伤、自我克制及内向的人群，易患癌症。

癌症的高危人群，并不是说一定要得癌症，而是应提高警惕，采取措施改变自己的内心环境和生活环境，就不会得癌症。

现已发现，某些细菌、病毒与癌症有关，例如乙肝病毒、人乳头状瘤病毒、幽门螺旋杆菌等病原体与肝癌、宫颈癌、胃癌等癌症的发生有关，但临床资料证明，癌症病人本身并不是传染源。因为癌细胞不释放传染因子，不具有传染性。专家做过这样的实验，从癌症病人身上取下的癌组织直接种植在另一个人身上，并不能成活生长。

再者，目前世界上未将癌症列为传染病，收治病人也没有采取像传染病那样的隔离措施。肿瘤医院的医护人员，他们的癌症发病率并不比一般人群高。动物实验也证明，将患癌动物和健康动物长期关在一起，经过反复观察和检查，也未见有任何传染现象。

基于上述，虽然癌症存在易患人群，也发现某些细菌、病毒与癌症有关，但可以肯定地说，癌症不会传染。所以如果家人、朋友和同事中有人得了癌症，不要顾虑遗传与传染，而应该多和他们在一起，奉献一份温暖和爱心，这样才有利于患者病情早日康复。

实践证明，奉献温暖和爱心最关键的是做好心理护理。有资料显示，约34%～44%的癌症病人有明显心理应激反应或心理障碍，其中18%的病人符合重症抑郁发作的诊断。几乎90%以上的癌症病人的心理活动具有以下共同点：

（1）依赖性增加，被动性加重，行为变得幼稚。

（2）自尊心增强，患病后总认为应受到别人的关怀和照顾，亲人们应为其做出奉献。

（3）疑心加重，甚至认为别人低声说话就是在谈论他的病情。

（4）还表现为，主观感觉异常，情绪易激动，易焦虑和恐惧，害怕孤独等。

如何帮助癌症病人减轻心理负担，摆脱情绪困扰，改善生活质量?

从癌症病人家属讲，要尽量做到以下几点：

1. 当医生为病人确诊并把病情告知家属后，家属应努力控制自己的情绪，及时向医生了解病人的全面情况，挑起照顾病人的重任，并协助医生选择最佳治疗方案，以取得满意的疗效。

2. 患者得知自己的病情后会产生悲观、恐惧及紧张的情绪，有的甚至抱着消极态度，拒绝治疗，等待死亡。家属要耐心疏导，帮助病人从痛苦中解脱出来，树立起战胜癌症的信心，接受并配合治疗。

3. 要十分注意病人饮食调养，为病人提供可口美味、易消化、富有营养的饮食。病人在手术后放、化疗过程中，体力、食欲下降，饮食调配尤为重要，它可提高机体的免疫力和抗癌能力，有利于康复。

4. 在接受治疗中，病人十分痛苦，有的病人可能会脾气很大，家属要忍耐和理解，分担病人的痛苦，尤其在病人病情恶化甚至无望时，家属更应给病人以心理上的安慰和精神上的支持。

5. 癌症治疗是一个长期的过程，除了治疗期外，还要定期去医院检查，家属要配合病人完成每次随访。

6. 对于胆小的病人，害怕问问题打扰医生的病人，易获取不良信息的病人，家属在进行心理支持时，应向病人提供有关化验、诊断、治疗副作用、预后、医疗费用等信息。同病人讨论疾病可能引起的强烈的负性情绪反应，尽可能动员不同的社会支持系统来帮助病人。探讨战胜不良情绪反应的措施，消除病人的一些错误认识，并给予一定的保证与支持，使病人减轻因癌症及其治疗而出现的适应不良。

在对病人进行心理支持时，家属应调整好自己的心态，知道自己应如何面对病人，如何理解病人的情绪反应，如何与临床医生及

 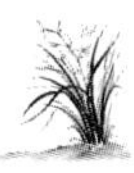

病人进行良好的沟通。必要时可向医生了解病人可能出现的各种心理行为反应，产生各种心理行为反应的原因，了解各种不良心理行为的各种处理原则。

从医疗上讲，可给予暗示疗法。或直接进行，或与其他治疗结合进行，比如，各种药物、理疗、气功等配以暗示疗法往往会有想不到的效果。暗示疗法又可以分为“他暗示”，即通过他人实施的暗示和“自我暗示”，即病人自己把某一种观念暗示给自己。一些临床医学专家们发现，通过想象（自我暗示）可以提高免疫细胞数量，对各种病人（大到癌症，小到感冒）都有不同的疗效。

使用暗示疗法时，一定要有医学心理学的专家指导，切不可乱用。另外，医生的语言、表情等固然能作为暗示手段以治疗疾病，但不良的暗示却可以产生严重的后果。此外，暗示疗法对于不同的人可产生不同的效果。

还可视情给予药物治疗。例如通过使用抗焦虑药、抗抑郁药、抗精神病药物或麻醉药等，减轻那些因癌症诊断或治疗而继发的适应障碍，如严重的焦虑，严重的抑郁、精神分裂症，疼痛，恶心与呕吐，失眠等。家属应帮助病人建立正确的认知方法，教会病人一定的正确行为。帮助病人改变因癌症诊断、治疗、康复期间的不良认知和不良行为。可让病人学习有效的心理应付方式，解决问题的技能，使病人能够顺利地解决各种各样的现实生活中的问题，如何应付出现的化疗副作用，如何面对肿瘤切除后的形体变化等。经常与病人讨论，使病人表达所有他们关心的有关疾病的问题及表达与疾病相关的害怕、悲伤、愤怒等情绪。由于癌症病人大多数均具有“C”型人格特征及障碍，他们常常缺乏表达他们自身害怕、焦虑以及他们经常地感到孤独，并常常独自承受着各种恐惧情绪。应给癌症病人提供一个良好的氛围，让他们表达所有的情感及所关心的问题，并接受情感支持。家属应鼓励病人多与病友交流，通过病友之间的相互交流，使病人学会如何面对各种各样的问题。并且通过病人之间的互相交流、互相帮助、互相鼓励，使病人改善性格，保持一个良好的心态。在明确癌症诊断和开始治疗时，对病人进行早期心理支持，这样可以提高病人的生存质量和生存期。

从政府和社会上讲，要帮助病人转移注意力。病人往往集中精力于病情及可以带来不良情绪的问题上，如经济负担、子女赡养、老人照顾、人际关系等。根据不同的情况，鼓励病人培养相应的爱好，如种花、养鸟、书法、美工等，将其注意力转移到感兴趣的爱好中来，不良情绪会逐步得到改善。

这里介绍上海和湖南的做法供借鉴：

2013 年 1 月 15 日，上海举办主题为“向生活微笑”的癌症患者春节大联欢。在两个多小时的晚会中，共有 500 多名癌症康复患者登台演出，通过歌舞、戏曲、曲艺等展示自我魅力，上万名癌症患者及其家属在台下观看。京剧演员关栋天，越剧演员茅善玉、肖雅，沪剧演员孙徐春，滑稽演员王汝刚，歌唱家魏松等也来到癌症患者中间，与他们一同表演。由一群女性癌症康复患者组成的“展望生命艺术团”献上了时装表演《姑苏行》。人们难以想象，这些身材婀娜的业余模特其实曾是乳腺癌患者。坚强挺过 6 次手术的癌症患者殷小玲圆了自己与“与明星同台演出”的梦想。她与沪剧演员茅善玉一起演唱了沪剧选段《金丝鸟》，赢得阵阵掌声。69 岁的张小山已与“癌魔”抗争了 27 年，他在参演大合唱《20 年后再相会》时鼓励台上台下的病友：“一定要积极乐观，怀着感恩之心，20 年后再相会!”这场属于癌症患者的“春晚”，在万人合唱《感恩的心》中落下帷幕。

2012 年 11 月湖南省肿瘤医院成立湖南省医院协会心灵关怀管理委员会，指导全省二级以上设有肿瘤康复科的医院开展临床心灵关怀服务，满足癌症患者的关怀需求。专家指出，现代医学认为健康不仅是没有疾病，而且应该是躯体、精神、社会保持完美的状态。对于临床医务人员来说，面临的挑战不仅是从躯体上去治愈病人的

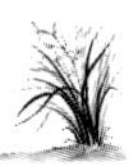

疾病，更要理解病人的语言和情绪，理解疾病给病人带来的心灵创伤，尤其是对那些痛苦的癌症病人。据湖南省肿瘤医院院长刘景诗介绍，医院在国内率先启动临床心灵关怀项目以来，开展临床心灵关怀服务，为癌症患者及其家庭成员提供专业的、整体的心灵关怀。医院已有 84 位学员参加系统的临床心灵关怀知识的培训，其中 19 个学员获得临床心灵关怀师证书。目前，医院每个病房都有 1～2 名“临床心灵关怀员”，她们在日常的工作中注入心灵关怀，在休息时间进行心灵探访，有效缓解肿瘤患者因疾病、手术、经济压力而导致的人格及情绪的改变，帮助他们重树信心，积极配合治疗，提高生活质量。据介绍，湖南省医院协会心灵关怀管理委员会成立之后，将建立专门的培训中心和舒缓治疗病房，并进一步加强与境外专家学者的交流合作，加强师资培训力度，在国内建立首个临床心灵关怀培训基地。

再者，要鼓励癌症病人进行康复期锻炼。癌症病人经过手术、放疗、化疗等综合治疗，肿瘤可能已经缩小或消除，但机体受癌细胞侵袭及各种治疗的副作用的影响，体质一般都比较虚弱，卧床时间一般比较长，如不注意进行体育锻炼，就可能出现肌肉萎缩，关节强直，器官组织功能退化，生命质量降低；而且机体免疫功能和抗病能力的低下，使癌症易于复发或恶化，进而危及生命。所以，癌症病人康复期应重视体育锻炼。

在生活中常看到，一个家庭有人患了病，尤其是患了癌症，常常是一家人围着患者团团转。传统观念认为，照顾病人应该是关怀细心，体贴入微，把病人当成婴儿一样对待，事无巨细，一律包办代替，不让患者动手，患者只需静养，好像这样做才能对得起病人。其实，这并不是真正的帮助，而是在代替病人劳动运作，这样做对病人是不利的。

“生命在于运动”已经成为人们坚信的强身健体的至理名言。经常运动的好处是很多的，它能激发机体内的免疫机制，刺激人体自然免疫力；运动可以压制不良情绪，解除紧张状态；运动可以使平素多病体弱之人或者病人关心自己身体；定期定时运动，持之以恒，会给人们一种自我体能的确定感。所以，人们根据自己的身体状况选择适度运动是理所当然的。

癌症病人生命的延续和正常人一样，是靠不停的锻炼而取得的成功，这是许多“抗癌明星”战胜癌魔恢复健康的经验之谈。在家里事事都代癌症病人劳动，就等于剥夺了病人自我动员机体内的潜能和抗病能力的宝贵机会，会强化病人的衰弱和无力感，并使他们对生命产生怀疑，甚至失去信心，对疾病的康复是不利的。我们一生中会面临许多不同的磨难，经历许多挫折，与失败直接交锋，遭遇种种不幸，而唯一的行动就是永不低头，保持一线希望。

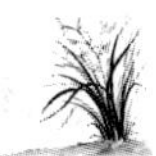

从寻找癌症的蛛丝马迹看“三早”

癌细胞由于分化不成熟、生长较快，浸润破坏器官的结构和功能，并可发生转移，因而对机体影响严重，除可引起局部压迫和阻塞症状外，还有发热、顽固性疼痛、严重消瘦、乏力、贫血和全身衰竭等。一旦出现这些症状，就到癌症晚期了。

现代医学表明，癌症是可以治愈的，关键是早发现，早诊断，早治疗（切勿乱投医，滥用药）。如胃癌，早期治疗后的五年生存率（即能生存五年以上的病例占该病人数的百分比）可达 90％左右，而晚期治疗则生存率仅 20％左右。

癌症早期虽无典型症状，但还是可以“捕风捉影”的。据有经验的医生介绍，以下 20 种现象可视为早期信号：

（1）原因不明的消瘦、无力，上腹无规则的疼痛，食欲下降，特别厌食肉类食品。

（2）非怀孕和哺乳的妇女，乳头流水或能挤出液汁。

（3）身体任何部位如乳腺、颈部或腹部出现逐渐增大的肿块。

（4）干咳，痰中带血，胸闷胸痛，久治不愈。

（5）中年以上的妇女，性交后阴道有少量出血，或平时有不规则的阴道出血，或是停经数年后又来月经，白带明显增多。

（6）不伴腹痛的逐渐加深的黄疸和上腹包块。

（7）肝脏肿大的速度较快，并伴有肝区疼痛。

（8）不明原因的无痛性血尿。

（9）皮肤溃烂长久不能愈合。

（10）黑痣突然增大，同时伴有灼痒、破溃、出血、疼痛或痣上的毛发脱落。

(11) 反复发热和顽固性的牙龈出血，皮下出血和进行性贫血。

(12) 反复出现的不明原因的高热。

(13) 口腔黏膜，或女性外阴或男性阴茎龟头上出现白斑，而且迅速扩大和灼痒不适。

(14) 进行性双下肢无力，感觉异常，动作失调或伴大小便有时失禁。

(15) 无明显外力作用所致的股骨和肱骨等大骨的骨折。

(16) 进食吞咽时胸骨后有异物梗塞感、刺痛感或自觉食物通过缓慢。

(17) 鼻塞，经常少量鼻出血或鼻涕中常带血丝，伴有偏头痛、头晕、耳鸣和颈上部耳垂下方前后部位摸到肿大淋巴结。

(18) 大便习惯改变，或腹泻和便秘经常交替出现，或大便常带脓血，或大便变细变扁。

(19) 逐渐加剧的头痛，伴突然出现的短暂的视力障碍和呕吐。

(20) 青少年肘或膝关节剧痛、肿胀，用抗风湿药或抗生素类药治疗无效等。

男女都应该特别注意的 13 个癌症信号是：

1. 乳房硬块

乳腺癌不是女人的“专利”。女性如果发现乳房皮肤发红、有肿块，就要分外当心。“尤其是乳房出现皮疹，并且持续数周不退，必须去检查。”肿瘤学家指出，非哺乳期的女性，乳头凹陷，并且常常流出液体，也是不好的信号。对于男性来说，如果乳房皮肤起皱、乳头收缩或不对称、乳头大小和形状改变、乳房红肿、出现硬块（肿块一般不疼，但会逐渐变大）等，都是乳头发炎的表现，也是乳癌的症状。

2. 疼痛

美国癌症协会表示，随着年龄增加，身体疼痛会增多。但是身

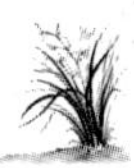

体某部位莫名出现疼痛并持续一周以上时，应尽快查明原因，因为无缘无故的疼痛可能是癌症征兆。比如，长期腹痛是大肠癌的症状，胸部疼痛可能是肺癌引起的，骨头酸痛则可能是癌症转移的症状。胰腺癌会表现在上腹区，如脐周或右上腹出现顽固性钝痛或绞痛，可阵发，也可呈持续性，通常会逐渐加重，向腰背部放射。

3. 淋巴结变化

不管身体哪个部位，尤其是腋窝或颈脖出现淋巴结肿大，切不可掉以轻心。如果淋巴结持续增大，超过 1 个月，则很可能是乳癌或脑癌的症状。

4. 发烧

发烧一般由流感、肺炎或其他炎症所导致，然而，不明原因的发烧就可能是危险征兆了。美国癌症协会表示，癌症扩散至身体其他器官时，通常会导致发烧。淋巴瘤、白血病等血癌也有发烧症状。淋巴瘤在早中期会表现为持续低热，体温在 38℃左右，当合并感染时则可能高烧。必要检查包括：X 光胸透、CT 扫描、核磁共振检查等。

5. 体重莫名降低

不用费劲就能减肥的确令人高兴，但是如果一个月内既没增加运动量，又没减少饮食，体重却莫名其妙下降 10%，那就应该及时就医。体重急剧下降、厌食、反复腹泻和便秘是最常见的肺癌、胃癌、肾癌及大肠癌症状，对女性而言也可能是甲亢。

6. 持续腹痛且伴抑郁

美国癌症协会官员表示，如果腹部持续疼痛且伴有抑郁症状，极可能得了胰腺癌。因为专家发现，抑郁与胰腺癌关系极大。其他症状还包括：黄疸或大便呈反常的灰色。

7. 疲劳

一般来说，感觉疲劳，是癌症已有所发展的征兆，但对于白血病、肠癌和胃癌来说，可能发病初期就会感到疲劳。癌症的疲劳和普通疲劳有什么区别呢？美国癌症协会专家表示，普通疲劳休息一下就会消失，而癌症的疲劳不论怎么休息，都会觉得很难改善。

8. 咳嗽不止

如果莫名其妙的咳嗽持续不断，超过 3～4 周，就应该及时看医生，有可能是肺癌或喉癌的征兆。

9. 吞咽困难

长期的吞咽困难，可能是喉癌、食道癌和胃癌的征兆，应该尽早接受 X 光胸透或胃镜检查。所谓吞咽困难，一般指进食时出现胸骨后疼痛、食管内有异物感，有人即使不进食，也会感到食管壁像有菜叶、碎片或米粒样物贴附，吞咽下食物后会感到食物下行缓慢，甚至停留在食管内。

10. 皮肤变化

痣变大了就可能成癌。此外还应注意皮肤突然出现包块或者色素沉着，并且变化明显，都可能是皮肤癌的征兆。观察几周后就应该立即就医。另外，无论年老年轻，一旦皮肤突然出血或者出现异常剥落，也应该去看医生。

11. 异常出血

便血除了痔疮外，很可能是肠癌的症状，必要时应该接受结肠镜肠癌筛查。40 岁以上的中老年人，除女性经期之外，如出现无痛尿血或排尿困难，应警惕膀胱癌或肾癌。肠癌除了便血以外，如果肿瘤生长在靠近肛门处，还可能出现大便变细、次数增多等症状，甚至引起大便困难。

12. 口腔变化

美国癌症协会指出，吸烟者要特别注意口腔及舌头上出现的白色斑块，这可能是口腔癌的前兆——黏膜白斑病。

13. 消化不良

男性（尤其是老年男性）以及女性（孕期除外）长时间不明原因持续消化不良，可能是食道癌、喉癌、胃癌的症状。

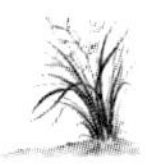

此外，资料显示，癌症信号还可以从血液肿瘤标志物中获得。因为很多恶性肿瘤的标志物升高早于临床症状。

肿瘤标志物是机体对肿瘤细胞反应产生（或）升高的、可预示肿瘤存在的一类物质，通过人体的血液、体液、肿瘤组织或细胞可以检测到。

肿瘤标志物升高可能会是多方面原因导致的。如 AFP（甲胎蛋白），除原发性肝癌外，怀孕、活动性肝炎和生殖系统肿瘤等都可能出现升高的情况；因检测仪器或试剂的不同，有时也会有假阳性现象的出现，具体情况要结合临床来确定，因此，仅是肿瘤标志物升高，则勿恐慌。

但值得注意的是，并不是每位癌症病人的肿瘤标志物都会增高。临床有些确诊的晚期卵巢癌病人 CA125（癌抗原 125）一直正常，手术前后也没有明显变化。

有几类肿瘤标志物的敏感度比较高，如原发性肝癌中 70%～90%有 AFP 升高，前列腺癌 PSA（前列腺特异性抗原）总体阳性率约为 70%。其有助于这两种肿瘤的早期发现，但是目前还没有 100%敏感的肿瘤标志物。

对于单项标志物轻度升高者，应定期复查监测指标的数值变化情况，有条件的尽量复查全部的常用标志物，一旦体内有恶性肿瘤存在，可能会有几种标志物异常。如果复查后数值一直维持在参考值上限的临界水平，则意义不大。

但是有以下几类情况要特别重视：一是单次检查升高特别明显，数倍于正常值的上限。二是反复检查，数值动态持续升高。三是有家族性遗传史肿瘤筛查时肿瘤标志物增高。前两种情况先查该标志物最常见的某种疾病，如 CA72-4（癌抗原 72-4）升高，可以先查有无胃肠道的疾病，若胃肠道没有异常，还需检查肝脏、食道、乳腺、妇科等。有家族性遗传史者如出现标志物升高，即便没有症状和体征，也必须复查和随访。对于 60 岁以上、有家庭肿瘤史、长期慢性乙型肝炎患者或肿瘤高发期的高危人群要进行肿瘤标志物筛查。

不同癌症的早期信号是：

1. 继嗳气、反酸、胃灼热、全身不适后，上腹膨胀压迫感或隐痛、食欲不振、消瘦、恶心呕吐——胃癌。

2. 食欲明显减退、腹部闷胀、消化不良、恶心呕吐、严重乏力、消瘦、进行性贫血及水肿、肝区有重压感、持续或间歇性疼痛——肝癌（有肝病史者更应注意）。

3. 咽下困难、胸骨后疼痛、食物反流等——食管癌。

4. 便秘与稀便交替反复、大便内血液和黏液混杂——结肠癌与直肠癌。

5. 头痛由阵发性（早晨、晚间）到持续性，并逐渐加剧，伴恶心呕吐，继之视力减退，视野向心缩小——脑癌。

6. 乏力、周期发热、鼻衄及牙龈出血——白血病（俗称血癌）。

7. 长期咳嗽，痰中带血——肺癌和喉癌。

8. 鼻血，耳鸣，耳内闷塞感及听力减退，颈部肿块增大快而固定，复视，视力障碍，头痛——鼻咽癌。

9. 白带不断，异常子宫出血——子宫癌。

10. 排尿困难，尿中带血——肾癌、膀胱癌、前列腺癌。

鉴于上述信号，并非某一种病所特有，更不是判断某种病的唯一根据。因此确诊还必须作全面检查。

附：几种癌症的常见症状

食管癌

吞咽食物有迟缓、滞留或轻微梗噎感，可自行消退，但数日后又可出现，反复发作，并逐渐加重。或在吞口水或吃东西时，总感觉胸骨有定位疼痛。平时感觉食管内有异物且与进食无关，持续存在，喝水及咽食物均不能使之消失。

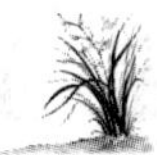

胃癌

1. 突然出现原因不明的消化不良症状，而且比较顽固、进展快。

2. 食欲迅速下降，有食后腹胀及不适感，且体重明显降低。

3. 过去没有胃痛（“心窝痛”），突然出现反复的胃痛；以前虽有胃痛，但近来疼痛的强度、性质、发作的时间突然改变，且原来治疗有效的药物变得无效或欠佳。

大肠癌

凡30岁以上的人出现腹部不适、隐痛、腹胀、大便习惯发生改变，出现便秘、腹泻或者交替出现，有下坠感，且大便带血，继而出现贫血，疲乏无力，腹部摸到肿块，应考虑大肠癌的可能。其中沿结肠部位呈局限性、间歇性隐痛是结肠癌的第一个报警信号。下坠感明显伴大便带血，则是直肠癌的信号（大肠癌包括结肠癌和直肠癌）。

肝癌

早期肝癌无特异性症状，如有亦多是癌前疾病的一些复杂表现。但是如果慢性肝炎或肝硬化的病人，右上腹或肝区出现刺痛或疼痛加剧，身体不适，食欲减退，进行性消化不良，伴有顽固性腹泻及体重明显下降时，应高度警惕。

鼻咽癌

鼻咽癌的早期征兆有一个共同特点，就是症状（和体征）多发生于单侧。单侧涕血、单侧鼻血、单侧耳鸣、单侧听力下降、单侧头痛、单侧颈淋巴结肿大。

脑肿瘤

主要表现为头痛和呕吐，头痛很特别，往往是在清晨醒来时头痛最重，起床后可逐渐减轻，以前额、后枕部及两侧明显。头痛多伴喷射状呕吐，与进食无关，尤其是疼痛剧烈时，而呕吐后头痛即减轻。

肺癌

咳嗽是肺癌的早期症状，其特点是以阵发性刺激性呛咳为主，有咳不净的感觉，一般无痰或只有少量白色泡沫痰，继发感染可出现脓痰。如经抗炎治疗 2 周后无改善，应警惕肺癌的可能。或在原有慢性咳嗽基础上出现咳嗽性质改变，甚至伴有“气管鸣”、“气短”应予注意。肺癌的另一警号是间断性反复少量血痰，或痰中带血丝。此外，还出现胸背痛、胸闷、发热等症状。

乳腺癌

1. 乳房常有局部不适感，特别是绝经后的女性，有时会感到一侧乳房轻度疼痛不适，或一侧肩背部发沉、酸胀不适，甚至牵及该侧的上臂。

2. 可触及蚕豆大小的肿块，较硬，可活动。一般无明显疼痛，少数有阵发性隐痛、钝痛或刺痛。

3. 外形可见肿块处皮肤隆起，有的局部皮肤呈橘皮状，甚至水肿、变色、湿疹样改变等。

4. 乳头近中央伴有乳头回缩。乳房皮肤有轻度的凹陷（医学上叫做“酒窝征”），乳头糜烂，乳头不对称，或乳房的皮肤有增厚变粗、毛孔增大现象（医学上叫做“橘皮征”）

5. 乳头溢液：对溢液呈血性、浆液血性时应特别注意作进一步检查。

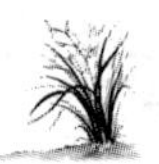

6. 区域淋巴结肿大，以同侧腋窝淋巴结肿大最多见。锁骨上淋巴结肿大者已属晚期

宫颈癌

宫颈癌的早期症状主要有以下几方面。性交、排便、活动后阴道点滴状出血，血液混在阴道分泌物中。开始出现量少，常自行停止。不规则阴道出血，尤其是停经多年又突然阴道出血。白带增多，呈血性或洗肉水样。下腹部及腰部疼痛。出现上述其中一项以上者都要及时进一步检查。重点是不规则阴道出血，接触性出血和白带过多。

白血病（血癌）

发热、出血、贫血是（急性）白血病的三大早期症状。发热37.5℃～38.5℃常提示有感染，如皮肤、呼吸道、肠道、口腔、泌尿系统等部位炎症。出血可发生在任何部位，但以皮下、口腔、鼻、牙龈等处常见。出血程度可由瘀点、瘀斑到口、鼻腔大出血。贫血是因为红系造血障碍和出血所致，且演进迅速，病人面色苍白。此外，可出现淋巴结肿大和骨关节疼痛，有特征意义的是胸骨轻压痛。

骨癌

在骨的表面可及一个硬的肿块，痛或不痛。骨和关节疼痛或肿胀，经常在夜间更重，且不一定与活动有关；疼痛可以是持续钝痛，或只在受压时感到疼痛。自发性骨折。发热、体重下降、疲劳和活动能力下降，有时发生于晚期骨癌。良性骨癌通常无疼痛。出现以上情况应去就医。

从内因是治愈癌症的第一要素看端正抗癌态度

拥有 30 多年抗癌工作经验的覃迅云教授指出：癌症可防可治，不要恐惧它；治疗上既要千方百计地帮助癌症患者康复，又要善待癌细胞，以避免过多地杀伤正常细胞；即使到了没有“治愈”的可能，也可以与癌“和平共处”，带瘤过好每一天。临床记载，带瘤生存十年、二十年的大有人在。

然而，现实情况是，死亡的癌症患者中，有 1/3 是被吓死的，1/3 是用药过度病人无法耐受而死，还有 1/3 才是治疗无效而死。

“说癌症患者有 1/3 是被吓死的，其中绝大多数是指被疼痛以及恐惧折磨死的。”这是因为随着病情的发展，很多癌症都会发生骨转移。随着抗癌治疗方法的不断改进，晚期癌症患者的生存时间不断延长，患者出现骨转移及其骨骼并发病的风险也随之明显增加。而恶性肿瘤骨转移常导致严重的骨骼病变，包括骨痛、病理性骨折、脊髓压迫、高钙血症等骨相关症状。肿瘤骨转移后带来的后果比较严重，包括骨痛、骨折等，不仅给生存带来威胁，更重要的是严重影响病人的生活质量。而随着骨痛越来越严重，病人的抑郁程度也会加大，对癌症的恐惧就会越来越严重。

现在说说经过作者调查核实了的两个癌症患者的康复情况。一位是河北省唐山市滦县新城村民张秀芝。她于 2006 年 9 月 15 日被确诊为卵巢癌，本县医院从北京一大医院请了一位有名的外科专家为她做了肿瘤切除手术，2009 年 3 月 28 日突发高烧，左小腹左侧长出一个 6 厘米大的瘤，牵涉全身痛，腿抬不起，腰不敢直，医生说，

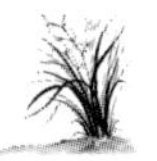

这是癌转移，不能再做手术了。另一位是在北京市一石油公司当司机的韩景宏。他家住门头沟区，2005 年 8 月，因患结肠癌，于同年 9 月 7 日在北京某肿瘤医院做横结肠癌根治手术，接着进行了 12 个疗程的化疗，2006 年 7 月 7 日，回到北京某肿瘤医院复查，CT 示肺转移，医生说，只能活 3 个月，最多半年。这两位患者虽被大城市里的多家大医院的医生判“死刑”，但他俩有治愈癌症的坚强信心，在服用了北京德坤瑶医医疗集团院长覃迅云医师开的药方后，不仅肿瘤消失，而且存活至今已有 7 年多。

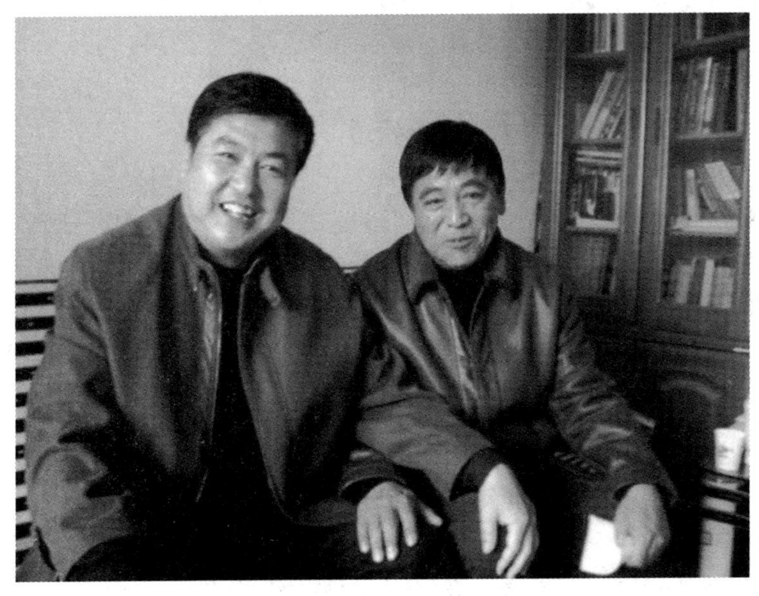

韩景宏（左）与张秀芝丈夫毛志民（右）在亲切交流　作者 2011 年 3 月 19 日摄于北京德坤瑶医医院

再看 2011 年 1 月 12 日湖南红网上《癌症死亡，一半的原因是被吓死的，另一半的原因是治死的》的帖文。该文写道：“有位三甲医院的外科医生路过本院 B 超室，突然想起来近期偶有肝区不适，顺便做了个肝胆B超，发现肝内有约6厘米的肝癌病灶，只活了一个星期，显然是被吓死的。”

同样是癌症患者，为何生死结果截然两样，被吓死者又竟占癌症死亡人数的一半（准确地讲占三分之一）？

我们知道，癌症能否治愈受多种因素影响，如患者病前身体状况，病后对癌症的认识程度并由此产生的精神状态；肿瘤发生部位及发展速度；发现、诊断、治疗时间早晚；治疗方法上的有效性和选择的准确性。当今治疗癌症有多种方法，现代医学有手术、化疗、放疗和生物疗法，传统医学中医用“辨证论治”，瑶医用“辨病论症”。实践证明，各种方法在治疗癌症上既有一定效果，也有其“短处”，错用或滥用某种方法均可危及患者生命。据说中央电视台某播音员和某演员患癌症后死亡即属错用、滥用类。

从哲学角度讲，众多的癌症能否治愈，患者自身的因素属于内因，医生的治疗方法则属外因。“外因是变化的条件，内因是变化的根据，外因通过内因而起作用。”在同等条件下，精神因素又是内因中的关键因素，即面对癌症是不害怕，乐观开朗，积极斗争，还是悲观失望，缴械投降。精神乐观的人，就是患了癌症也可以获得长寿。精神抑郁悲观的患者，在接受治疗过程中十分怀疑和恐惧，往往把疾病的后果扩大化，这样的患者病情往往很快恶化。本文开头说到的两位治愈康复的患者，虽患癌症，但很坚强，吃了治疗癌症的药后便好了，好比鸡蛋因在适当的温度而变化为鸡子，而后面提到的那位医生知道患癌症后当了癌魔的俘虏，他不是“鸡”而是石头，虽然温度适当，但不能使石头变为鸡子，也就是说他没有用药或者虽然用了药，但药效还没有达到一定程度就被吓死了。

为什么精神因素在内因中会有如此大的作用，从医学方面讲，癌症致死的主要原因有两方面：其一，癌细胞在形成的过程中，增殖的癌细胞需要消耗人体大量的营养物质，破坏了人体的免疫力、

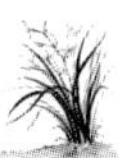

抵抗力。其二，由于病变发生的脏腑部位器官不同，病变发生在哪个脏腑或器官，就破坏哪个脏腑器官的本身功能，于是就出现了疼痛、下咽困难、呕吐、不思饮食、胀满、咳嗽、出血、积水、腹水、发烧、大小便失常、出汗、下坠感、骨坏死等症状，出现脏腑功能退化、紊乱失调的现象。癌症既破坏了人体本身的脏腑功能，又破坏了人体的免疫功能，导致脏腑功能衰竭，从而致人死亡。

这就告诉我们，面对癌症，必须首先保护好这些内脏器官的功能。而保护好这些内脏器官的功能，关键在患者自身精神状态好，自身免疫力强。加拿大不列颠哥伦比亚大学在 9417 名癌症患者的 26 项独立研究中发现，有抑郁症征兆的癌症患者死亡率比精神状况良好患者死亡率高 25%；确诊抑郁症的癌症患者死亡率比精神状况良好患者死亡率高 39%（新华社《情绪消沉可能会增加癌症死亡率》）。作者从有关资料中查阅到，有些人虽患癌症，但并无临床症状，更未作过抗癌治疗，可以说与癌“和平共处”，只在尸体解剖时才发现。又据中央电视台《黄帝内经》摄制组报道，上海市有一个癌症康复俱乐部，有会员 7800 多人，全部都是癌症病人。这些癌症患者与癌魔进行了顽强的斗争。当他们中有些人被宣布只能活几个月，最多一年时，敢于开朗而坚强地面对疾病和死亡，积极“话疗”，交流抗癌心得，与癌魔斗争。正是这种信心和乐观开朗的胸怀，让康复俱乐部的许多癌症病人创造了生命的奇迹，生存了十年，二十年，甚至有不少人生存了四十年。作者还从网上了解到，我国科学家彭加木，1957 年经上海中山医院检查，发现在他的食道与气管之间长了一个比拳头还要大的恶性肿瘤，当时一位医生断言他只能活半年。可彭加木没有被癌症所吓倒，坚定地树立起战胜癌症的信心，乐观而又勇敢地面对现实，积极配合医生的治疗，顽强地和癌症作斗争，就这样，他又活了 25 年，一直到在新疆罗布泊考察直到失踪！美国加利福尼亚州有个叫曼莉的女人，她生于 1876 年，自 1918 年至 1968 年的 50 年中，曾先后做过四次癌症手术，但她从不把癌症当成重病来看，快快乐乐地过日子，1978 年她还兴高采烈地庆祝了自己 102 岁的生日。

因此，无论从哲学上讲还是从医学角度看，战胜癌症的第一要素是内因，即癌症患者首先要具有抗癌必胜、能胜的信心和决心。

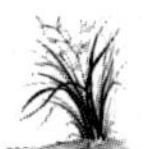

从传统医药看治癌方法多样性

临床实践证明，现代医药和传统医药都有治愈癌症的办法。但在现实生活中，由于多种原因，有的人认为传统医药治疗癌症的效果不可靠、来得慢，更有甚者，视传统医药治疗癌症是“伪科学”，因而当某人一旦被确诊为癌症常常先到大城市的大医院请著名西医大夫治疗，只有在西医感到无法治而宣判其“死刑”后，才以“死马当活马医”的态度，试用传统医药。

传统医药治疗癌症的效果真不可靠吗？真是“伪科学”吗？

答案是否定的。

《中华人民共和国宪法》规定：“国家发展医疗卫生事业，发展现代医药和我国传统医药。”这里指的传统医药，包括中医药和民族医药。中医药是以汉文化为背景的中国古代社会的主流医学，至今具有无可争议的学术地位和社会地位，是中国传统医药的当然代表。各民族医药是中华医药的重要组成部分，在我国历史上，民族医药为本民族地区的繁衍生息、保健、防治疾病做出了重要的贡献。

瑶医药学属于传统医学范畴，相对于中医，则属于民族医学范畴。瑶医药学是瑶族先民在特定的自然和社会环境中总结积累起来的防病治病经验的总结，是实战实效的医学，由于特殊的自然条件和特殊的民族文化背景，使得瑶医药学必然地带上了自身的特色，成为传统医学中的一枝奇葩。

广西是瑶族人口最多的地区。著名社会学家，人类学家，民族学家，社会活动家，中国社会学和人类学的奠基人之一，第七、八届全国人民代表大会常务委员会副委员长，中国人民政治协商会议第六届全国委员会副主席费孝通老先生说："世界瑶族文化研究中心在中国，中国瑶族文化研究中心在广西。"

在广西山区，瑶族人民不仅创造了自己的文化，而且也总结有自己的医药经验，形成了多个瑶医流派。祖籍广西金秀，从清朝康熙三十二年（1693 年）开始行医的覃承新第一代瑶医到目前已有 300 多年，传承了 14 代的覃氏瑶医就是众多瑶医中成绩突出的一个支系流派。

覃氏瑶医历代以大病恶病为治疗重点，如石痈（肿瘤）、蝴蝶瘟（红斑狼疮）等。随着经验的积累，覃氏瑶医治疗疑难大病的医术越发高超，并于清朝中叶形成祖传秘笈《覃氏医药簿》。由于当时统治阶级实行"焚瑶书"政策："永禁学习，一家有犯，九家连坐，寨长治以失察之罪。"（清道光《宝庆府志·大政纪》）覃氏医祖都是冒着被杀头的危险，才将《覃氏医药簿》保存下来。如今，覃氏瑶医治疗肿瘤、红斑狼疮等大病恶病的原始处方均来自《覃氏医药簿》。

至第十一代传人覃孝章时，覃氏瑶医行医范围扩展至大瑶山内外，已成为广西瑶医名家。满清末期，覃孝章在当地曾因治好荔浦县令的肝石（肝癌）病而名噪一时。这位县太爷为感激覃孝章，专门为之题写了一块"济世良医"的匾额，一时间求诊者络绎不绝。覃孝章受荔浦县令礼邀，亦从大瑶山区搬到荔浦县定居行医。

覃氏瑶医第十二代传人覃德坤是瑶族第一代医科大学生。他在饱受家学的同时，又融汇了中医药知识，这对他所继承的瑶医家学而言，又是一次有意义的补充，使他对瑶医的特殊性有了更深刻的认识和体会。

覃氏瑶医第十三代传人覃迅云，不仅继承了家传的瑶医经验，而且考入黑龙江中医学院（现黑龙江中医药大学）中医专业深造。经过"充电"的覃迅云，不论从医术水平到事业心以及开拓精神都已是青出于蓝而胜于蓝。

现从三个方面谈谈以覃氏瑶医为代表的瑶医药治疗癌症的科

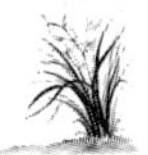

学性。

首先，从瑶医对癌症的定义和病因研究上看其科学性

现代医药给癌症下的定义是：癌症是一种基因病，是人体细胞在某些因素作用下，基因发生了改变，失去对其生长的正常调控，导致异常增生而形成的分化不成熟、生长较快、浸润破坏器官的结构和功能，并可发生转移的新生物。

瑶医虽没有癌症这个病名，但瑶医一直以独特的方式描述：一是以症状描述，如把肿瘤疼痛称为痛症，把肿瘤局部肿大称为肿症，把癌症晚期出现极度虚弱症状统称为亏症；二是以发病部位描述称为某病症，如肝癌称为肝病症。

癌症病因尚不清楚，现代医学认为下列外因可诱发癌症。①化学致癌因素：这类因素是目前导致肿瘤的主要原因，其来源甚广，种类繁多。经考察和动物实验证实有致癌作用的化学物质已发现有千余种，其中与人类关系密切的化学致癌物就有数百种之多。化学物质致癌潜伏期相对较长，对人类危害极大，它广泛存在于食物、生产作业环境、农药、医疗药品之中。人们所熟知的黄霉毒素，在花生、玉米、高粱、大米等许多粮食作物中都有沾染，它具有公认的致癌作用，有明显的致癌力，已被证实可导致肝癌的发生。广布于自然界的亚硝胺类化合物（在腌制过的鱼、肉、鸡中含量较高）和熏烤或烧焦后的食物中（尤其是高蛋白食品，如鱼、肉、蛋类）致癌物的种类和含量剧增，以及受到多环芳烃类化合物，如 3,4 苯并芘、二甲基苯蒽、二苯蒽等致癌物污染的空气，均会对人体产生影响，严重的会诱发并导致肺癌、鼻咽癌、食管癌、贲门癌、胃癌、肝癌、白血病、膀胱癌、大肠癌、阴囊癌、皮肤癌等。②物理致癌因素：包括灼热、机械性刺激、创伤、紫外线、放射线等。值得高度重视的是，受辐射危害可以来自环境污染，也可以来自医源性。比如多次反复接受 X 射线照射检查或放射性核素检查可使受检人群患肿瘤几率增加。若用放射疗法治疗某些疾病，也可诱发某些肿瘤。有资料报告，在用放射性核素磷治疗红细胞增多症后，相当数量的患者经过一定的潜伏期而出现白血病。肺结核患者反复的胸透检查，可诱发乳腺癌。③生物致癌因素：目前，对这类因素研究较多的是病毒。近代科学研究已证明，有 30 多种动物的肿瘤是由病毒引起的。近来发现人类的某些肿瘤与病毒的关系密切，在一些鼻咽癌、宫颈癌、肝癌、白血病等患者的血清中可以发现有相应病毒的抗体。有资料报道，血吸虫病可诱发大肠癌、肝癌等

瑶医对病因的认识最早可追溯到汉代对瘴气的认识，此后随着瑶医药的不断发展，对病因的认识更为深刻，认为病因是自外而来、由内而生两种。

1. 一般病因

瑶医从生活经验中认识到地域、气候、水土、饮食、劳作、房室、先天禀赋、虫兽伤害、外伤等都与发病有关。其中，饮食不节、饮食不洁、饮食偏嗜、饮酒过多等不良生活习惯易损伤脾胃，致使各脏腑功能减退，自身免疫功能下降而致病。

2. 特殊病因

瑶族世居南方深山，地处亚热带，雨量大，湿度大，在这样一个特殊的地理环境中，由于痧气、瘴气、蛊、毒、风、痨、瘟疫、虚等致病因素，加上其发病情况和临床表现，把肿瘤的病因统归为"毒"。瑶医认为，"百病百因，百因毒为首，百病虚为根"，"毒虚致百病"，肿瘤主要是由于各种可见或不可见的"毒"邪侵入人体，导致三元失谐，毒邪入脉，进而弥漫全身，留而不去，日久便形成了有形之"肿瘤"。因为毒邪种类和发病部位的不同，所以导致产生不同类型的肿瘤。

瑶医认为，毒的性质是多种多样的，而且防不胜防。瑶医把毒分为两大类：一类是有形之毒，如猛兽之毒、虫蛇之毒、蚊蝇之毒、鱼蟹之毒、草木之毒等等，这些毒多为视而可见，感而可知的；另

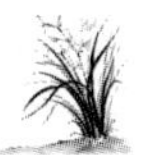

一类是无形之毒，如瘴气之毒、痧气之毒、雾露之毒、时气之毒、疫疠之毒、巫蛊之毒等等，这些毒看不见、摸不着，但是这些毒就存在于我们不可脱离的生活环境之中，难以躲避，比如我们所面对的环境污染，如理化因素刺激，细菌病毒感染，慢性食物毒素侵害等。另外，还有有很多诸如物理、化学、生物等因素，亦可诱发肿瘤。

3. 个体因素

个体因素涵盖了西医所说的先天缺陷、遗传因素、免疫功能低下、年老体弱、年幼易感等。

（1）遗传易感性　在一定程度上受家族性遗传基因的影响。

（2）情志因素　情志即是人体的精神活动，喜、怒、忧、思、悲、恐、惊，过犹不及，人体生理平衡紊乱导致发病。现代研究有癌症性格，如性格孤僻、沉闷忧郁、消极悲观，而不吐不露、精神压抑，或嫉火旺盛、暴躁易怒等。人体是一个生理和心理紧密结合的有机整体，情志改变易引起神经系统的兴奋性增高或抑制，内分泌失调，体液失衡，代谢产物积聚，内环境遭到破坏，就容易形成细胞癌变。

（3）脏腑盈亏失衡　脏腑盈亏包括先天禀赋不足、后天失养。其中也包括了因外感寒、热、风、湿、痧、瘀、痰、毒、瘀及内伤七情所致的虚虚实实的病症。

瑶医不仅对病因有独特的认识，而且对病机有精确的诠释。

瑶医认为，肿瘤患者的病理改变，其根本原因是“毒”，多兼有“瘀”、“热”、“痰”，因此将肿瘤的病机主要归纳为“毒热”、“毒瘀”、“毒积”、“毒发”。在临床上，可由这种致病之“毒”引发肿瘤毒邪入体，发生一系列复杂变化。

（1）盈亏失衡　盈则满，满则溢，溢则病。如病势突发，肝癌、胃癌可出现呕血，肺癌可出现咳血，直肠癌可出现便血，宫颈癌可出现阴道流血等。亏则虚，虚则损，损则病，如各种癌病到了晚期卧床不起，形削骨立，虚弱不堪等恶病质状态。

（2）气一万化　毒邪侵入人体后，使人体气机运行失常，可导致多种病症。气入于脑则为“比风病”，气阻于胸则为“架逢闷病”，气闭于心则为“绕闷病”，气滞于肺则为“更甘病”，气滞于肝则为“群甘病”，气壅于肌肉关节则为“松节病”等等。肿瘤出现转移时常属这种情况，转移到哪一个部位，就会出现相应的器官功能失常。

（3）穿经走脉　毒邪入体后，沿着经脉流布全身，内而脏腑，外而肢节皮肉，毒邪皆可结滞不去，着骨渗髓，难以根除。日久使机体相关部位肿胀，而一旦转移则会沿经脉扩散到全身。

（4）虚实变化　肿瘤发生后，早期没有症状，或者有轻微症状，身体很少出现虚弱表现，因为毒邪侵入表浅，毒邪轻微，原发部位肿瘤尚未出现转移。此时若正确治疗，可获得满意的效果。若未及时治疗或治疗不当，随着时间的延续，发展到中期，因肿瘤增长，各种临床表现都显示出来，病情一般较重，肿瘤超出原位，出现浸润或转移，这时毒邪积聚炽盛，多表现为实证。到了晚期，因肿瘤增长速度加快和广泛扩散转移，病情进行性加重，大量的气血消耗，进入极度衰竭阶段，一般治疗多倾向于用补法。对于这种方法，瑶医认为是片面的，对肿瘤的治疗极为不利。

瑶医认为肿瘤的虚实变化与一般疾病不同，一般疾病可以表现为正虚邪也退的情况，而肿瘤是“毒邪”致病，从发病开始到疾病后期，都是毒邪炽盛始终不退。尽管疾病晚期病人虚弱不堪，亦属恶毒之邪，非但不退，反而更盛。在肿瘤的发病过程中，核心病机是毒邪侵入人体，积聚不去，使人体正气渐衰，而随病情发展，毒邪日盛，正气日减，体质越虚毒邪越重，以致后期毒邪弛张不可遏制，而人体正气衰竭殆尽，所以表现为“恶病质”状态。虽然病人极度虚弱，但毒邪不减，始终存在正虚邪实的病理状态。肿瘤患者的虚不是自然本虚，而是肿瘤细胞代谢旺盛，把机体能量消耗殆尽，肿瘤迅速扩散，到了晚期全身多脏器功能衰竭，此时毒邪更加猖獗。

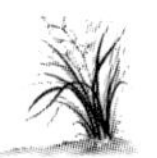

如认识不到这一病机特点，滥用补药而致被恶变细胞所利用，就会一误再误，导致预后不佳。

瑶医对生理病理亦有与众不同的见解：突出的有三元和谐论。瑶医认为三元即天、人、地。这里的“天”与“地”概括了人体以外的整个自然界，而“人”是“天”与“地”的产物，人不可脱离环境而生存，正常生理情况下，能够适应这种天地变化就健康无病。如果自然条件的变化超越了人体正常生理调节所能耐受的范围时，人与自然的对立统一关系就会受到破坏而发生一系列的病证。此外，有盈亏平衡论、气一万化论、心肾生死论、鼻关总窍论、百体相寓论、症因疾异论等等，这些都是瑶医对致病原理的认识。

其次，从瑶医对癌症的诊治理念上看其科学性

人们一直认为，西医是科学的。西医治疗癌症的科学手段，目前主要靠“老三套”（手术、化疗、放疗）和近些年出现的生物治疗。

覃氏瑶医治疗癌症具有其独特性。2002 年，德坤瑶医药治疗肿瘤被评为国家民委、国家中医药管理局特色疗法推广项目。2004 年，瑶医肿瘤专科被北京中医管理局批准为重点专科建设单位。

（一）百病百因，百因毒为首，百病虚为根

百病百因，百因毒为首，百病虚为根，这是覃氏瑶医历经十几代经验积累形成的对疾病的认识。这一学术思想包括了以下三个方面内容。

1. 病因不同，才导致了不同的疾病。覃氏瑶医在经验的积累过程中认识到，人所患的疾病之所以千差万别，疾病表现之所以各不相同，原因就在于所属病因不一。这种病因包括内外两个方面，病因不同，会使人得不同的病，内因不同，也会使人得不同的疾病，而人之所以得病不是一方面原因导致的。在外因作用下，必有内因

为基础才能得病。因此，内因相同，如果外因不同，致病就会不一样；反之，外因相同，如果内因不同，致病也会不一样。这样，就会使疾病表现出复杂性。比如，同样外感，有人咳嗽，有人泄泻，这是内因不同造成的。再比如，同为虚弱，有人发热，有人怕冷，这是外因不同造成的。所以认识疾病必须内因外因结合分析才能认识准确。

2. 在诸种病因中毒为魁首。覃氏瑶医认为，导致疾病的原因可以有千百种，然而毒的侵害最为多见，也最为严重。不论发热、肿胀、发斑，还是抽搐、疼痛、呕吐、泄泻等等疾病，都与犯毒有关。而毒邪也不限于一种，是多种多样的。有形之毒人人皆知，如猛兽之毒、虫蛇之毒、蚊蝇之毒、鱼虾之毒、草木之毒、米面之毒、水浆之毒等等，都能视而可见，问而可知。还有很多无形之毒，如瘴气之毒、痧气之毒、时令之毒、雾露之毒、寒热之毒、湿温之毒等等，这些是看不见、摸不到的。因为有这些有形和无形之毒，让人很难躲避，所以犯毒得病是最多也是最常见的。

3. 人所患的疾病千差万别，但是都有虚衰为自身条件。覃氏瑶医从经验中认识到，不论何时何地，人群中总有病与不病的差异。又有患病不一的差异。患病不仅有外因也有内因。自身强，则虽有外邪侵犯而不病，自身弱则遇邪而发病，这就是所谓的“百病百因，百因毒为首，百病虚为根”之理。百病以虚为根还可以从另一方面理解，就是同为感寒，人所病不一，有人咳嗽，有人头痛，说明外因虽同，但是内因之虚不同，所以患病就不一样。人体之虚必有种种不同，如脏腑之虚不一、气血之虚不一、禀赋之虚不一、精气之虚不一等等。正因为自身之虚千差万别，所以在外感同一毒邪时却可以表现出不同的病。

覃氏瑶医这些带有自己鲜明特色的病因与学术思想，对指导诊断和治疗具有重要意义。

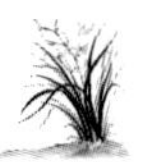

（二）恶病责之毒与热，缓病责之虚与瘀

恶病责之毒与热，缓病责之虚与瘀，这也是覃氏瑶医在经验积累基础上形成的指导诊断、治疗的重要学术思想。这一观点认为，就发病的普遍性而言，恶病多因毒热炽盛，而慢性病则多因瘀滞与虚衰。

在漫长的历史过程中，影响人类生命和健康的各类传染病和感染性疾病曾是主要病种，尤其在广西瑶族居住地区，这类疾病四季多发。如何治疗这类疾病已成为医药的主要任务，医生的注意力也就集中在这类疾病之上。传染性疾病，一般都起病急、演变快，治疗不及或不当则会在短时期内导致严重后果。覃氏瑶医认为，这类疾病多由毒热炽盛而成，毒邪弥漫，热势弛张，使病情急迫而严重，举凡高热、发斑、红肿、神昏、谵语、狂乱各种症状都可出现。对这类疾病，覃氏瑶医认为必须以大剂清热解毒之药治疗。解热之法可以用泻热、清热、透热、宣热、散热等药，解毒之法可有泄毒、败毒、化毒等药。对慢性病，覃氏瑶医认为多由病邪积久不去，自身消耗太过所致。病邪积久则多瘀滞，如气郁、血瘀、痰郁、水郁、湿郁、食郁、寒郁、热郁等等。病邪瘀滞不去，则使病势绵绵，或一时加重，或一时减轻，起伏不定。另一方面，病久毒邪不祛则消耗元气，使病人表现出一派虚衰之象。如动则气喘汗出，终日倦怠乏力，精神不振，神衰嗜睡，语声低微，消瘦厌食等等。对这种久病虚衰和瘀滞之病，覃氏瑶医主张调补和疏理，不可以峻猛之药以图速效。同时还要充分注意饮食和休息，不可单纯依赖药物。这是覃氏瑶医对疾病认识的又一学术观点。

（三）恶病不宜用补法

恶病不宜用补法，这是覃氏瑶医在治疗方面突出的学术观点，在指导诸多疑难病的治疗方面具有极为重要的价值。这一学术观点的内涵有如下几方面：

1. 恶病的本质在于邪毒盛。恶病的表现可实可虚，如大头瘟、红斑狼疮等早期与极期多表现为实象，对这种实象表现用攻伐疗法不难理解，然而有许多恶病在晚期一般都表现为虚衰之象，这时再继续用攻伐之药，一般人未必都能够理解其中真义。覃氏瑶医在历经反复验证后体会到，恶病之所以是恶病，其本质不是自身虚衰，而是毒邪内盛。邪盛是因，正衰是果，邪盛是本，虚衰是标。

2. 恶病治疗首要在祛毒攻邪。恶病不论表现多么虚弱，但是毒邪始终未除而且日益炽盛。正因为毒邪盛才导致了自身衰。在这种情况下，要消除虚象就必须除邪，毒邪不除则难以治虚。所以覃氏瑶医主张对恶病之虚不可拘于表象，而要切中根本。早一日祛除毒邪，虚象就可早一日获治，否则拘于虚不可攻，就会延误病情，最后不可挽救。

3. 恶病用补会助邪增病。经验证明，“虚不受补”，这可能就是针对恶病之虚而言。若一般虚损，治用补法并不会错。因为一般的虚弱病仅有自身虚弱而没有毒邪。但是恶病之恶在于邪毒重，所以才不可妄用补法。因为在邪毒炽盛情况下用补，不但不能收到补虚的目的，反而可能会助长毒邪，使毒邪更盛，从而加重病情。

4. 恶病之补只用于暂而不可用于久。虽然恶病始终以毒邪为主，但是正气损害严重，有时会出现因虚太过而导致某些特殊症状，这时可以用补法作为临时的治疗，如因虚出血、因虚出汗、因虚泄利不止及因虚脱血、脱气等等，这时，可以用大剂补虚之品给以暂时控制。然而这种方法不能作为治本方法，因为恶病之本在于邪毒炽盛，这是根本原因，只有解除了毒邪侵害，才能从根本上使疾病得到治疗。

覃氏瑶医对恶病的正邪、虚实和攻补的分析是其重要的学术思想，在瑶医的经验和学术中是独到而鲜明的。

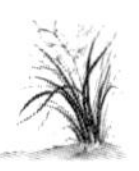

（四）覃氏瑶医医疗风格与用药特点

覃氏瑶医在运用瑶医药治疗疾病方面，形成了自己独到的风格，用药有其鲜明的个性特点。

1. 诊断疾病，是从整体出发，强调人、病、症结合，运用望、闻、问、摸四种诊断方法所收集的临床资料，进行精确的辨病论治。

瑶医目诊是最具特色的诊法之一，可通过眼睛，来判断整体及各部位的健康状况，从而诊断或预测疾病的发生与发展。根据患者眼睛各部位的形态、色泽、斑点、穹窿及位置结构的动态变化，为临床提供诊治的依据。

（1）目诊之白睛诊　白睛诊断疾病的性质，主要是观察在相应区域血管发生的形、色、态的改变。对于白睛诊法预测肿瘤，是当今目诊学者在研究和探讨的一个课题。根据临床观察，认为出现以下信号，如有两项以上相兼出现时，应高度警惕。

白睛颜色苍白、呆滞、晦暗或黄染。

眼球上半部血管紫暗，呈“一”字或“V”形走向。

眼球巩膜有薄雾斑状阴影圈，中间有黑色瘀点（即中间深黑色，四周浅淡的阴影状圆圈），整个颜色暗灰无光。另外黑色圆圈也有诊断意义。

白睛血管呈螺旋形状弯曲，怒张，颜色鲜红。

白睛血管呈树叶脉走向，颜色鲜红。

赤脉贯瞳，甚或白睛血管鲜红，怒张，至少两条以上延伸穿过瞳孔。另外，如果整个白睛颜色㿠白无光，血丝稀少，也有一定的诊断意义。

（2）目诊之瞳孔诊　从形态看：正常的瞳孔是圆的，乌黑发亮，儿童比成年人更黑些，老年人瞳神相比成人略黄些。双侧同样大小，一般光线下其直径大约 2～4 毫米。

瞳孔的形态与疾病的关系：双侧瞳孔正大等圆，即正常大小，同等圆，而且居中，如果双侧瞳孔不等大，不等圆，不居中，则表明体内有严重的病变，一般是颅内肿瘤、中风、头颅外伤等头部疾病引起的。

如果双侧瞳孔在自然光线下不居中，表明某器官有严重的占位性病变。

如瞳孔扁平或某个区域发生凹陷或凸起，表明身体某部发生占位性病变。

（3）目诊之瞳神诊　在白睛望诊的同时注意观察瞳神，如果瞳神呈灰黄则可能是眼球化脓或生瘤所致，最严重的病是眼内恶性肿瘤——视网膜母细胞瘤，这种病发生在5～9岁以下的儿童，有一定的家族性。如果未能及时地发现和治疗，癌细胞可以向颅内或随血流向肝脏、骨骼等处转移。

另外，瑶医在甲诊方面有其其独特的见解，把五脏六腑归属于各手指，左食指属“心”，左中指属“肝”，左无名指属“肾”，右食指属“肺”，右中指属“脾”，右无名指属“命门”。根据临床观察，如果在相应部位出现甲色苍白、干枯无泽、脆裂、脱落或青紫、片状条索状瘀斑、表面凹凸不平应高度警惕癌症。

2. 治疗癌症的理念是辨病治疗，即以病为主——攻毒、去邪、避补。这里所说的毒、邪，即为肿瘤、癌细胞，攻毒、去邪，即用攻法除去肿瘤、癌细胞；避补，即不用补法补身体，因为补身体的同时也补了癌细胞，癌细胞受到补，肿瘤就越补越大。瑶医这个理念不仅与西医治疗癌症的“科学”手段一致，而且采取内服与外用相结合，加之瑶医药治疗癌症无任何毒副作用，比西医的化疗、放疗有着明显的优势。

3. 治疗肿瘤的原则主要是祛因为要、风亏打盈、治求专方、恶病不补、捉母擒子。其治疗要点主要为：①以毒攻毒，除恶务尽。肿瘤毒盛为本，体虚为标，毒盛是因，体虚是果。故采取“泻之于内，散之于外”的治疗途径，以根除肿瘤。②恶病不宜用补法，补

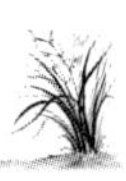

则误治。瑶医将肿瘤视为恶病，肿瘤之虚不是本虚，而是毒邪侵犯致虚，如毒不去，虚则不受补。③攻补兼施，攻毒为主，补虚为辅。先攻后补，适用于肿瘤早期体质不虚者。先补后攻，适用于晚期体虚即先扶正后攻毒。总之，治疗应达到攻不伤正，补不助邪之目的。

按照瑶医“风亏打盈”的治疗原则，根据病情的不同，可以在专病专方的基础上，针对不同兼症加用辅助药物，运用解毒、祛风消痧、除蛊、补气、养血等方法。只要明确诊断，瑶医即按治疗该病的专方贯穿治疗的全过程，其间无论出现什么症状，核心病机始终不变，主方也不变，即治本；多变的是临床症状，酌情辅加药物改善兼症，即治标。

肿瘤恶毒弥漫、渗透全身内外，所以攻毒也需要多种途径，临床分为“毒积”、“毒瘀”、“毒热”、“毒发”。“毒积”者需攻毒，使毒邪通过不同的渠道排出体外；“毒瘀”者需要化毒，使毒瘀像冰山一样化解；“毒热”者需要解毒，使毒热得以清解；“毒发”者需要败毒，使毒邪通过不同的渠道彻底排出体外。恶毒结聚于内，需要内服药物败毒、泻毒，恶毒转移扩散于外，需外用药物化毒、驱毒、散毒，这是瑶医“泻之于内，散之于外”的治疗理念。

4. 瑶药治病是应用药物性味、归经、功效，驱除毒邪、化瘀消瘤、调整脏腑功能，从而达到治愈疾病的目的。

瑶药口服药主要通过脾、胃、肠等脏器的消化、吸收、运化、传导，以及经脉的输布作用，使病变得到控制，并逐步恢复机体正常的形态和功能。

瑶药外用药是通过皮肤和官窍的渗透，进入孙络、大络脉，然后由经脉输布到病变部位，直达病所，发挥治疗作用。外用药物直接作用于局部，比内服药物更具优点，特别是对肿瘤晚期患者体质虚弱、胃肠功能极差、内服药物困难不易接受时，更能发挥其优势。

无论是药物内治法还是外治法，均是以辨病论治为原则，其治病的原理是一致的。

临床最常用瑶药治疗手段，包括口服、注射、鼻饲、吸入、噙化、坐导、吹滴、浸浴、敷贴、撒扑、熏慰、生药敷等方法。

（1）口服法　口服是最常用的给药方法。药物通过口服入胃，经消化、吸收、输布，从而达到治疗目的的方法。

（2）注射法　注射法是将瑶药（通过高科技手段提纯的）药液注入体内，使其迅速发挥作用的一种快捷给药方式。

（3）鼻饲法　将胃管由鼻孔插入胃腔，送入药液或流质饮食的方法。

（4）吸入法　吸入法是通过口鼻吸入药气、药烟，以达到治疗目的的一种方法。

（5）噙化法　把药物噙含于口中，逐渐融化而慢慢咽服，达到治疗效果的方法。

（6）坐导法　坐导法是坐法与导法之合称。坐法是将药物研成细末炒热，用布包好后，病人蹲坐，使臀部与药物接触，或把药粉用棉花包裹成锭剂纳入阴道达到治疗目的的方法。导法是将药物塞入肛门内或把药液保留灌肠，以达到治疗疾病和通便的目的，故导法亦称塞导法。

（7）吹滴法　吹滴法是吹法、滴法之合称。吹法是将药粉通过竹管等器具，吹至患处以达到治疗目的的一种方法；滴法是将药液滴入患处以达到治疗目的的一种方法。

（8）浸浴法　浸浴法是用药液浸泡局部或洗浴全身，从而达到治疗目的的一种方法。

（9）敷贴法　敷贴法是将药物制成糊状或制成贴膏，敷贴于患处或肿瘤局部，以达到治疗目的的一种方法。

（10）撒扑法　将药物研成细末撒于患处，起到拔毒、生肌、举脱、止血、去腐、收敛等作用的方法。

（11）熏熨法　熏和熨是两种方法，都是借助于药物的温热效应达到治疗目的的方法。熨法是借助热力物理作用，针对病情加酒或

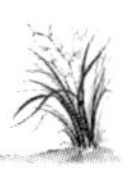

醋等挥发性液体，并常配以芳香药物，发挥窜透作用，或将棉絮纱布等物投入药液或药酒中煮过取出，趁热熨于皮肤表面，在局部可稍加移动达到治病目的的方法。熏蒸法是利用“烟雾”或“蒸汽”来熏蒸人体肌表的一种外治法。

(12) 生药敷　生药敷法是采集原生草药，用器具捣烂，加上药引，直接敷于患处，达到治病的目的。

5. 传统民间瑶药与中药结合使用。覃氏瑶医在熟知瑶药性能的基础上，对中药充分吸收，这也形成了自身的医疗风格。其实，瑶药与中药可能讲的是同一种药物，只是因各自用药经验不同，对同一药物的性能主治会有不同的认识。如中医用于活血的药物，瑶医则用于止咳。覃氏瑶医因熟悉中医，所以在治疗疾病的过程中，很早就结合了中医药知识进行处方用药。这对提高用药的准确性是很有意义的。

6. 小方与大方同用。瑶医强调专病专方，有什么病就用什么药方，针对性较强，而专方一般药物种类较少，甚或还有许多单味药方。覃氏瑶医重视这样的精专小方，在很多适宜的病情方面处以小方，如一枝花、九龙胆、一点血等单方。但是针对复杂病情，覃氏瑶医则主张用大方治疗。因为复杂病情往往因素多，小方无法涵盖，必须以大方才能起效，所以覃氏瑶医的协定处方中也有很多是由几十味药组成的。

7. 内治与外治结合。覃氏瑶医认为，无论何种疾病，既可以内治，也可以外治。最好的办法是内外治法同用。因为病虽表现于外，但发于内，治内才可以除根本。药物作用可以有多种途径，内服固然可以由内达外，但外用也可以自外入内，内治外治不可偏废。在这一思想支配下，覃氏瑶医不但有内服的剂型，也总结开发了一系列外用贴膏，外用药物不仅仅只作用于外，对内部的消肿、止痛、利水也都有效验。而对皮肤病，看似是外部疾病，如仅用外治法疗效并不显著，必须用内服药物以散风、祛湿、凉血、消斑，以及调理气血脏腑方可奏效。治疗众多疾病时，不仅仅是以前的单一口服汤药，再加上理疗、熏鼻、药浴、贴膏、泡脚、穴位贴、莽针等众多辅助疗法，进一步加快了患者的康复速度。

综上所述，从癌症定义、发病原因和治疗原则、方法等方面，瑶医均总结出了符合客观事实的规律。凡是符合客观事实的规律的都是科学的。

再次，从瑶医对癌症的治疗效果上看其科学性

“不看广告，看疗效”，是曾经十分流行的医药广告词。疗效高低用治愈率来表述，就是治疗 100 个患者，看治好了多少，如果治好了 100 个，其治愈率便是 100％。从这个意义讲，100％的治愈率便是最好的疗效了。

瑶医药究竟治疗了多少癌症患者，其中治愈了多少？作者未作统计，也就是说不能肯定瑶医药对癌症的治愈率有多高，但这并不能因此否定瑶医药治疗癌症疗效的科学性。只有站在一个起跑线上，不偏不倚，正直地评价其疗效，才能让人信服，只有人人信服，其疗效才具有真实意义。如果到某医院去治疗癌症的绝大多数患者或是早期，或是比较好治的，某医院的治愈率肯定高，但到瑶医那里去治疗癌症的绝大多数患者或是晚期，或是比较难治的，其治愈率则肯定低，如果按这“一高一低”来衡量某医院的高治愈率又怎能让人信服呢？再者，如果某个癌症患者在某医院没治好，但瑶医药治好了，虽仅一例，无法算比率，但这一例的价值则远远大于统计上的治愈率。天津市某医院退休的西医全科医师俞淑兰，2004 年，被确诊患肺癌后立即做了手术、化疗、放疗，不但没效，还两次发生骨转移。转移后，先后采用 γ 刀和再次介入。可以说西医治疗癌症的“十八般武艺”都用到了，也无奈“小虫何”。是服了北京德坤瑶医医疗集团院长覃迅云开的瑶药后，才一切正常，至今已存活 9 年。家住北京市西城区钟声胡同 8 号的张玉荣 2003 年患肝癌后，手

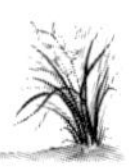

术、化疗都做了，不仅瘤子越长越大越多，还出现淋巴转移。在服了北京德坤瑶医医疗集团院长覃迅云开的瑶药后，经协和医院复查，肝右叶肿物消失，肝门区多个肿大淋巴结消失，肝脏未见明显占位。之后，每年只在春秋季各吃一个月的瑶药调理一下就可以了，至今已存活10年。

按“治疗后，症状及客观检查阳性征象消失，生存期在5年及以上”为衡量治愈的标准，俞淑兰和张玉荣当属治愈。

像俞淑兰、张玉荣这样的例子，在覃氏瑶医那里还有很多。

以邓小平同志在20世纪60年代提出的白猫黑猫论，即“不管黑猫白猫，抓住耗子就是好猫”，治愈了癌症的现代医学是科学的，治愈了俞淑兰、张玉荣这样的癌症患者的瑶医也应是科学的。

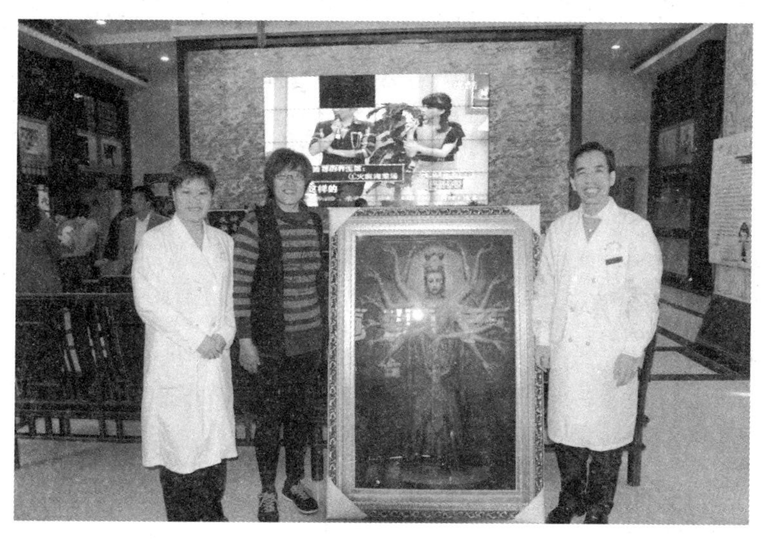

张玉荣（左二）将亲手绣的千手观音赠送给她的救命恩人覃迅云（右一）

从落实远离癌症诱因看抗癌主动仗

我们现在虽然还没找到导致癌症的根本原因，也就不能像接种牛痘预防天花病那样“一劳永逸”，但牢牢把住引起癌症的诱因“关”，是可以远离癌症的。

党的十八大报告明确提出，“坚持预防为主”，“完善国民健康政策”，“提高人民健康水平”。目前，我国针对恶性肿瘤采取了“三级预防”措施。一级预防是病因预防，从引起肿瘤发病的因素考虑，引入健康的生活习惯；二级预防是早期诊断和早期治疗，这是提高治愈率、延长生存率最有效的办法；三级预防是指临床预防或康复性预防，重点对病人进行心理治疗、康复治疗、支持治疗，提高晚期肿瘤患者的生活质量。

根据十八大精神和“三级预防”措施，从政府方面讲，应从民生高度，把抗癌工作列为重要议事日程抓紧抓好。要利用每年的 2 月 4 日世界癌症日，大力开展癌症防治的宣传，包括科普宣传、康复宣传等工作。要在预防诱癌的“化学性因素、物理性因素和生物学因素”上下工夫。例如规定工业生产部门改进生产工艺，实现生产过程无害化，做好废气、废水、废渣的安全处理和综合运用，避免对自然环境的污染，对经常接触致癌因素的人员提供保护措施和定期体格检查。大气中粒径小于 2.5 微米的细颗粒物，是诱发肺癌的主要原因。国家要尽早制定实施“国家清洁空气行动计划”，诸如加快实施更严格的机动车排放标准和淘汰污染严重的黄标车，抓紧生产符合标准的车用燃油，大中城市要加快建设方便快捷、高效低碳、人性化的公共交通体系。在对各种污染源头实施综合治理的同

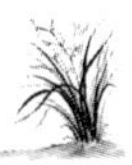

时，加快包括癌症预防在内的国民健康体系建设。诸如将早期癌症检查纳入社会保障范畴试点，年轻人可以每两年到医院检查一次，并随着年龄的增长，检查时间由每两年到每年，到最后的每半年。特别是对有癌症家族史的市民，更应动员和组织他们到医院进行早期筛查和定期检查，只有这样才能提早预防癌症。再者，要积极组织有行政人员、医务工作者和广大群众参加的抗癌“系统工程”，形成抗癌的“人民战争”。

从医药人员讲，一要把向群众普及防治癌症知识作为义务和责任。二要慎重使用可致癌的药物，尤其是给孕妇用药时，应禁用可致胎儿患癌的药物，以防小儿先天性癌症。据999健康网报道，有名年轻女性，婚后一直服用避孕药避孕。由于一次漏服，怀孕了自己也不知道，继续服用避孕药，直到三个月后，到医院检查才知道有了身孕。孩子生下来满1岁的时候，妈妈帮他洗澡，摸到上腹部有个包块，后来去医院检查，经B超、CT、穿刺等一系列检查，确诊孩子患上了“肝母细胞瘤”。肝母细胞瘤是婴幼儿时期最常见的肝脏恶性肿瘤，90%发生于3岁以前，其中60%为1岁以下的婴儿。三要大力引进新的医疗服务模式，促进患者生存率与生存质量的提高。

从个人讲，要讲究卫生，增强体质，控制体重，避免过轻或过重。具体地说有以下几个方面：

一、养成良好的生活方式

现已知以下八种生活方式是导致癌症多发的主要原因：

1. 吸烟。吸烟者比不吸烟者患癌危险要高7～11倍。肺癌、喉癌、食管癌等超过三成以上的癌症发生与吸烟密切相关。

2. 每天锻炼少于30分钟。专家认为，久坐的生活方式会增加患某些癌症的危险性。研究表明，进行有规律的、持续的身体活动，能预防某些部位的癌症，如结肠癌等。

3. 饮酒。无论是含有酒精的饮料，还是啤酒、葡萄酒和烈酒，随着摄入量的增加，患口腔癌、咽癌和喉癌的危险显著升高。如果一定要喝，男性每天应不超2份（1份含酒精10～15克），女性别超过1份。

4. 常饮含糖饮料。含糖饮料提供了能量，却极易让人不知不觉就喝多了，导致肥胖。

5. 蔬果摄入过少。水果和蔬菜可能降低咽癌、喉癌、食道癌等多种癌症的发生几率。每日应至少吃5份（至少400克）不同种类的蔬菜和水果，最好包括红、绿、黄、紫等不同颜色。

6. 红肉摄入过多。红肉含量过高的膳食可能导致胰腺癌、乳腺癌、前列腺癌等多发。每周摄入量应少于500克，同时尽可能少吃加工的肉类制品。

7. 盐摄入超量。食盐和盐腌食物将增加胃癌的发生率。每日盐的摄入总量应低于6克。

8. 缺乏母乳喂养。母乳喂养能降低妈妈绝经前患乳腺癌和卵巢癌的几率，同时还能预防儿童超重，降低将来罹患癌症的风险。

资料显示，肺癌、结肠癌、乳腺癌、宫颈癌、前列腺癌与以下五种生活习惯极其有关：

坏习惯一：吸烟减压导致肺癌

一个人吸烟时，他所影响的不只是自己一个人的健康，因为，研究表明，吸二手烟对人体的危害堪比直接吸烟，而儿童被动接受“二手烟”后的危害更大。除了吸烟是近年来肺癌发病率与死亡率持续上升的重要原因外，北京市卫生局表示，空气污染也是引发肺癌高发的一个重要因素。目前已知的大气中存在的主要致癌成分是苯并芘等，在污染严重的大城市中，居民每天吸入苯并芘的量可超过20支纸烟的含量。

坏习惯二：熬夜工作导致乳腺癌、前列腺癌

最新科学研究发现，在通宵上班的女性和男性中，乳腺癌和前

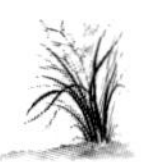

列腺癌的发病率高于日常上班人群。女性连续3年定期上夜班，会比正常上班的女性患乳腺癌的概率高出40%；如果连续3年以上定期上夜班，患病的概率会高出60%。由于值班期间灯光明亮，使人体体内产生褪黑激素的自然周期发生改变，夜间的灯光减少了人体褪黑激素的分泌，而褪黑素的作用正是保护DNA免受氧化作用的破坏，抑制癌变细胞。

坏习惯三：贪吃肉类导致乳腺癌

英国一项研究显示，过多消费加工肉类食品，可能会增大乳腺癌的风险。所以，女性要想远离乳腺癌，就不能任性地做“食肉动物”，特别是应当降低各种即食肉制品的食用量。不过，女性完全拒绝肉类也是不明智的。建议每天控制肉类食用量在100克以下，而且最好是蒸煮、焖炖等温度较低的加工方式。

坏习惯四：多性伴侣导致宫颈癌

近几年来，宫颈癌的发病年龄逐渐年轻化。年轻女性发生宫颈癌的其中一个原因与性混乱有关。宫颈癌大多由性传播疾病感染引起，妇女本人或其丈夫的性伴侣数越多，受性传播疾病感染的危险性越大，宫颈癌的发生率也越高。资料表明，有多个性伴侣的妇女患宫颈癌的危险性比只有一个性伴侣者高2～3倍以上。

坏习惯五：心宽体胖导致结肠癌、前列腺癌等

心宽是好事，体胖却需要提高警惕。一些权威的人类流行病学资料显示，过多地摄入热量，体重超过正常标准，会增加结肠癌、直肠癌、胆管癌的发病率。肥胖症患者之所以容易患上某些癌症，主要是体内的脂肪过多所致。如果人肠系膜上积存过多的脂肪，使肠管不能正常蠕动，使消化了的食物很难排出体外，粪便只得在肠道内干枯硬结，形成便秘。便秘加剧了粪便排出的困难，大量的毒素在发酵腐败的粪便中大量散发出来，直接导致结肠癌和直肠癌。如果是女性，肥胖还会导致乳腺癌、卵巢癌、子宫内膜癌。因此，切莫小视肥胖症，如果处理不当，它会给人带来潜在的致命的危险。

良好的生活方式包括以下七个方面：

1. 盯住你的BM（身体质量指数）。脂肪细胞会制造并释放荷尔蒙，可能促进癌细胞生长。研究已证实，食道癌、胰腺癌、肠癌、停经后乳腺癌、肾脏癌和子宫内膜癌都与超重有关，即使体重略为超重，也会增加罹患这类癌症的风险。

亚洲人最好将身体质量指数控制在18.5至22.9之间。BMI计算方式为体重（公斤）÷身高（公尺）的平方。

2. 多运动。生命在于运动，这句话强调的是运动对于生命健康的重要意义。最新研究发现，运动对于危害生命的大敌——癌症，有明显的预防效果。当然，这里说的运动是负离子运动，即通过身体的活动，增加氧气的吸入，达到保健强身的目的。每天出汗30分钟，这是最经济实惠的防癌方法。不需练出6块腹肌，不一定要跑马拉松，只要每天运动30分钟，每周5天即可。健走、跳舞、骑单车、爬楼梯等运动都可以。

3. 喝绿茶或咖啡。绿茶有助于防癌早已获得证实。因为绿茶含有儿茶素及维生素A、C等抗氧化剂，因此有防癌功效。这些防癌成分绿茶含量最多，其次是乌龙茶，红茶最少。

4. 多吃新鲜蔬果。特别强调要吃新鲜的蔬菜水果。世界癌症基金会建议尽量从饮食中摄取营养。目前已证实足量的蔬果纤维，可预防直肠癌，并减少乳癌、食道癌等数种癌症的发生率。蔬果的纤维素能减少肠内致癌因子，改变肠中菌种生态，避免癌细胞形成。

5. 跳开脂肪诱惑。美国国家科学院报告指出，所有饮食构成要素中，脂肪与癌症关系最密切，特别是乳腺癌、大肠癌。

6. 每周红肉总摄取量不超过500克，应戒除烟熏。

7. 戒烟、戒酒。当前，吸烟已成为世界性的社会公害，严重地威胁着人类的健康。有研究报告，美、英、加拿大吸烟者肺癌死亡是非吸烟者的10.8倍，喉癌死亡是5.4倍。美国癌症权威研究机构的报告指出：不良生活习惯占致癌因素的35%，吸烟占30%，两者

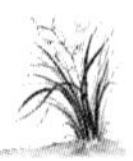

加起来就占65%。烟对胎儿非常有害，孕妇抽烟，小孩以后罹患癌症的几率将增加50%。有鉴于此，重视以上环节的防范，就能让绝大多数人远离癌症，每个人都从自己做起，是非常重要的。不论对哪一个年龄层的人，抽烟是极度危险的，而且会导致癌症。抽烟者请立刻戒烟，不抽烟的人要避免二手烟。抽烟是肺癌主要危险因子，并与食道癌、胃癌、头颈癌、直肠癌、肝癌、子宫颈癌与乳癌相关。远离吸烟人群，防止二手烟。

二、防止癌从“口”入，在“吃”字上做文章

（一）饮食上粗、淡、素、杂、少、烂

1. 粗——粗粮、杂粮、粗纤维类食物。

食物中缺乏植物纤维是近年来癌症越来越多的重要原因之一。植物纤维具有“清洗肠道”的功能，它可以促进肠道蠕动，缩短肠内容物通过的时间，减少致癌物被人体吸收的可能，尤其能预防大肠癌的发生。粗粮中还含有丰富的钙、镁、硒等微量元素和多种维生素，其中硒是一种抗癌物质，能结合体内各种致癌物，通过消化道排出体外。

吃“粗”不妨做到以下几点：

(1) 最好安排在晚餐。正常人吃的频率以两天一次为宜，“三高”人士可一天两次。

(2) 粗细搭配可互补。研究发现，饮食搭配以6份粗粮、4份细粮最适宜。

从营养学上讲，与其单独吃玉米、小米、大豆，不如将它们按1∶1∶2的比例混合食用。肉、蛋则是粗粮的最好搭档，能起到营养互补的作用。

(3) 粗粮不宜细做。不论哪种粗粮，都是以蒸、煮等少油、少盐的烹饪方法为佳。比如，小米、燕麦、薏米等都适合煮粥喝。

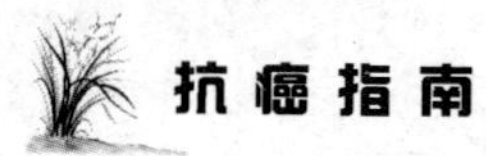

2. 淡——少吃高脂肪、动物蛋白类食品，以天然清淡果蔬为宜，适当控制盐摄入量。

美国国家科学院报告指出，所有饮食构成要素中，脂肪与癌症关系最密切，特别是乳腺癌、大肠癌与前列腺癌。少吃脂肪也有技巧，比如选低脂或脱脂鲜奶，以豆制品取代部分肉，刮除蛋糕的奶油不吃，烹调时用蒸煮烤卤取代煎炸方式。世界癌症研究基金会曾发布一项防癌忠告，其中，“多吃蔬菜、少吃肉”得到了防癌专家的广泛认可。专家建议，对于爱吃肉的人，每周红肉的摄入量要少于500克，尽可能少吃加工肉制品；每天食用白肉最好限制在50～100克以内，每周只吃2～4次。

另外，食盐和盐腌食物可能增加胃癌的发生率，每人每天吃盐最好别超过5克。尤其要小心你身边的“隐形盐”。比如，超市食品中，薯片、泡面含盐量最高。在外就餐时，含盐量高的菜也让你“防不胜防”，尤其是北方人爱吃的红烧菜、炖菜、老鸭汤等。

3. 素——多吃新鲜蔬菜和水果。

目前已证实，足量的蔬果纤维，可预防结直肠癌，并减少乳腺癌、食道癌等数种癌症的发生率。世界癌症研究基金会科学项目经理蕾切尔·汤普森博士推荐了几种最有效的防癌蔬果：西红柿可降低前列腺癌危险；西兰花、卷心菜和豆芽能降低患消化系统癌症的几率；草莓、洋葱、大蒜中都含抑制肿瘤生长的成分。美国农业部、美国癌症协会和国家癌症研究院联合建议，6岁前儿童，每天应摄取5份新鲜蔬果（1份蔬菜约为100克，水果约为150克），6～13岁之间儿童及女性每天要吃7份蔬果，13岁以上青少年及男性成人则应每天摄食9份蔬果。

4. 杂——食谱宜杂、广。

其实，预防肿瘤，并不需要什么灵丹妙药，也不需要名贵药材，关键在于平衡饮食，不挑食，荤素搭配，忌燥热及过分寒凉食物。只要配合得好，红黄白绿黑等有色彩的食物都是“抗癌药”。美国癌

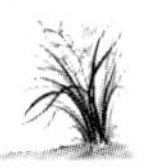

症研究协会曾明确表示：没有任何一种单一的食物能够保护人们不得癌症。虽然有许多研究表明，植物性食物中所含的一些成分，比如维生素、矿物质以及多酚、黄酮类等，对抗癌都有一定作用，但并不只是推荐任何一种具体的抗癌食物，而是建议食谱有4/5以上的食物来自于蔬菜、水果、全谷以及豆类。

5. 少——食物摄入总量及糖、蛋白质、脂肪的摄入量均应有所节制。

日本的一研究成果指出，吃得太饱，会增加患癌的风险。研究人员发现，“每顿都吃得很饱”的人和“基本上只吃八分饱”的人相比，前者患癌的几率更大。暴饮暴食的同时，如果还酗酒、吸烟，那更给身体雪上加霜，食管癌、胃癌、胰腺癌等消化系统肿瘤都与此有关。

做到只吃“八分饱”，不妨尝试以下几招：在感到有点儿饿时开始吃饭，而且每餐在固定时间吃，这样可避免太饿后吃得又多又快；吃饭至少保证20分钟，因为从吃饭开始，经过20分钟后，大脑才会接收到吃饱的信号；用小汤匙代替筷子，每口饭咀嚼30次以上，减慢速度；多吃粗纤维的、增加饱腹感的食品，比如豆类、魔芋等；每次少盛一点，或使用浅盘和透明餐具。

6. 烂——除新鲜水果、蔬菜外，其他食物应煮烂、煮熟。

意大利一项研究发现，胡萝卜素、番茄红素和叶黄素根本不怕煮，反而比生吃更能保护身体免于癌细胞侵袭。尤其是富含类胡萝卜素的胡萝卜、西红柿，以及西兰花和十字花科蔬菜等。英国食品研究中心的苏·索森说：“从生胡萝卜中吸收的类胡萝卜素约为3%到4%，把它们煮熟或捣碎后，类胡萝卜素的吸收可增加四五倍，烹饪能帮助溶解。”以西兰花为例，加热到60°最理想，能最大限度发挥其抗癌活性，减少患食管癌、胃癌、肺癌、胆囊癌和皮肤癌的危险。

（二）改变容易导致癌症的饮食习惯

诸如：

1. 喜欢吃滚烫的食物

临床中，医生发现很多消化系统癌症患者，特别是食管癌、胃癌患者，他们有一个共同的特点，就是喜欢吃非常热的食物，每顿饭都恨不得吃那些刚出锅的东西。咨询一位被确诊为食管癌的患者饮食情况，发现他平日不但喜欢吃烫嘴的饭菜，还非常喜欢喝热茶，就是这些不良的饮食习惯，造成他中年发病。

近年来，国内外的报道也不断证明，饮热茶会破坏食管的“黏膜屏障”。我国食管癌高发地区的流行病学调查发现，食管癌患者中有很大比例的人，喜好热饮、硬食、快食或饮酒。

动物实验也证明，饮酒、吃滚烫的食物、吃饭狼吞虎咽等都对食道黏膜有一定的灼伤和腐蚀作用，当黏膜细胞出现增生性病变后，就有可能进一步发生癌变。

2. 吃东西狼吞虎咽

吃东西狼吞虎咽仿佛成为这个时代上班族的一个通病，工作和生活的压力让上班族处于高度紧张的状态中，吃饭好像只是为了简单的身体需要，所以，吃饭速度非常快。实际上这样对身体健康非常不利。

吃饭快，食物咀嚼得不细，易损伤消化道黏膜，产生慢性炎症；另外，吃饭快，食物团块体积大，易对食道和贲门等消化道产生较强的机械刺激，久之会引起消化道损伤甚至癌变。有位患者，从参加工作起，因为工作太忙，所以练就了快速吃饭的本领，不幸的事情发生了，参加工作 10 年后他得了胃癌。

3. 吃得过饱

我们的先辈在很早以前就认识到吃得过饱会对身体造成危害，《黄帝内经》里面说了句非常经典的话：“饮食自倍，肠胃乃伤。”说

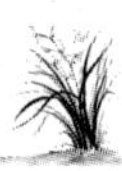

明一次吃很多东西，首先损伤的是我们自己的肠胃。

中医古书《济生方》也指出：“过餐五味，鱼腥乳酪，强食生冷果菜，停蓄胃脘……久则积结为癥瘕。”从古人的经验看，饮食过量就会使肠胃功能失调，时间久了，生病得癌就无法避免。

4. 经常在外面吃饭

当今是经济快速发展的时代，生活水平的迅猛提高，也改变了人们居家饮食的良好习惯。许多人由于工作的原因，不得不经常在外应酬，其实，这样的饮食方式对身体健康是非常不利的。

一方面，由于经常在外吃饭，造成了饮食无定时，时间一久必然使自身的脾胃功能受到损害，进入一种“癌状态”中。另一方面，外面售卖的食物，为了追求色、香、味，通常会使用高温油炸的方法，或者加入大量调味剂，比起家庭烹饪的食物，它们含有更多的致癌物质。

同时，大家在聚会中大量饮酒，这些无疑都加重了胃肠负担，为癌症的发生提供了条件。

5. 经常饮酒过量

从保健方面讲，适量饮酒能兴奋神经，让人产生愉悦的感觉，有提神醒脑、舒筋活血的生理功能，可以松弛血管，改善血液循环，提高人体免疫力，增进食欲，有利于睡眠。最近，国外的研究分析显示，每日饮酒少于 20 克，可使冠心病风险降低 20%，在糖尿病、高血压、陈旧性心肌梗死病人中，也得到同样结果。

适量饮酒对人体有益处，与酒精能升高高密度脂蛋白（可防治动脉粥样硬化发生、发展）、抗血小板血栓形成和提高人体对胰岛素的敏感性有关，对防治冠心病、糖尿病有一定效果。

但是，任何事情都要适可而止，过量饮酒则对健康有害无益。酒的主要成分乙醇，是一种对人体各种组织细胞都有损害的有毒物质，能损害全身各个系统。

研究表明：直接喝烈性酒，或一天喝 4 两以上白酒，大口喝啤酒等，都是容易招致癌症的饮酒方式。

值得指出的是，要避免空腹饮酒。空腹饮酒时，由于胃中没有食物，酒精经胃黏膜快速吸收，直接导致血液中酒精浓度急剧升高，对人体的危害较大，因此在饮酒前应先吃些食物，尤以碳水化合物为佳，因其分解时产生的能量可供肝脏“燃烧”酒精之用。

此外，还可以选择一些适当的下酒菜，如新鲜蔬菜、鲜鱼、瘦肉、豆类、蛋类等，以补充肝脏代谢酒精所需的酶与维生素。

6. 偶尔才吃蔬菜和水果

膳食讲究平衡，蔬菜水果是我们日常膳食中的重要组成部分，所以，如果平时只爱吃肉，不爱吃蔬菜和水果，就增加了患癌的风险。

研究表明：长期大量摄入红肉和熟肉制品分别使结肠癌危险增加 29%和 50%。临床医生说，有一对孪生兄弟，他们共同的饮食习惯就是吃肉喝酒，不吃蔬菜和水果，结果非常不幸，弟弟得了结肠癌，一年后哥哥也被确诊为晚期胃癌。

蔬菜和水果是维生素 C 与纤维素的最好供给源，一直被认为具有很好的抗癌作用。研究显示：胡萝卜、西红柿、葱、大蒜、萝卜、橘类水果等具有较强的抗癌作用，尤其是对口腔、食道、胃、结肠、肺等部位的肿瘤作用更强。

7. 吃饭不规律

吃饭经常不准时仿佛成为现代人的一个通病，其实，这样对身体非常不利。研究表明，不规律的饮食习惯会导致肥胖与胃癌。

临床中，问及癌症患者时，很多人都有这样的问题，或者是不吃早饭，或者是中午吃得很晚，或者是深更半夜吃零食。

中医认为，按时吃饭有利于脾胃功能的正常运行，能保证人体气血的补充和协调，避免五脏功能的失调，预防癌症的发生。从另一方面讲，饮食有利于唾液分泌，而唾液定时分泌对于致癌物质有消解的作用。

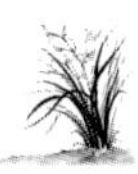

8. 就餐环境不好

现代研究认为，不良的情绪变化是癌症的“活化剂”。有学者收集近50年的资料，发现忧郁、焦虑、失望和悲伤等不良情绪常常是癌症发生的前奏，这种情绪潜伏通常只要1～2年，就可能引起疾病。美国专家调查的500例癌症患者，都有明显的精神创伤史。

这一点完全不难理解，如果在不愉快的环境中就餐，必然会直接影响脾胃功能，使脾胃运化失调，肝气不舒，日久就会导致气滞血瘀，给癌症的发生创造条件。

9. 食用在常温下存放时间过长、可能受真菌毒素污染的食物

特别是常吃已经发霉的大米、花生等，因其可能存在黄曲霉毒素。

（三）合理安排饮食

1. 在每天的饮食中植物性食物，如蔬菜、水果、谷类和豆类应占2/3以上。最佳方案是，每天吃400～800克果蔬（绿叶蔬菜、胡萝卜、土豆和柑橘类水果防癌作用较强）。

2. 每天吃五种以上果蔬，条件允许下可将以下8种列为首选。

（1）海带不但含有丰富的维生素E和食物纤维，还含有微量元素碘，而科学家认为，缺碘是乳腺癌的致病因素之一，因而常吃海带有助于预防乳腺癌。

（2）菠菜中含有多种抗氧化物，有助于预防自由基损伤造成的癌症，每天吃1碗菠菜可使患肺癌的几率至少降低一半（番茄、胡萝卜、南瓜、梨和苹果也都可以预防肺癌的发生）。

（3）茭白、芹菜类食物富含纤维，食物进入肠道后，可加快其中食物残渣的排空速度，缩短食物中有毒物质在肠道内滞留的时间，促进胆汁酸的排泄，对预防大肠癌极为有效（大蒜、红薯、卷心菜、麦麸也是极其重要的预防肠癌的食物）。

（4）菜花、西兰花和萝卜等，能够降低患胰腺癌的风险。

(5) 芦笋是近年风靡世界餐桌的蔬菜之一，含有丰富的维生素、芦丁、核酸等成分，对淋巴瘤、膀胱癌、皮肤癌有一定效果。

(6) 用黄豆制成的豆腐、豆浆，可以补充植物雌激素，它所含有的异黄酮、木质素都被认为有抗氧化的作用，能抑制宫颈癌的生长，减少癌细胞的分裂，同时能有效阻止肿瘤转移。

(7) 大蒜、洋葱能显著降低胃癌发病率。

(8) 蘑菇有“抗癌第一菜”的美誉，比如菜蘑、口蘑、香菇等，由于含有多糖体类的抗癌活性物质，可以促进抗体形成，使机体对肿瘤产生免疫能力，抑制肿瘤细胞生长，可以抵抗包括淋巴瘤、肠癌等在内的多种癌症，特别是对肝癌病人，很有益处。

3. 每天吃 600～800 克各种谷物、豆类、植物类根茎，加工越少的食物越好。

4. 少吃精制糖。

5. 尽量不饮酒。即使要饮，男性一天也不应超过两杯，女性一天不应超过一杯。

6. 每天吃红肉（即牛、羊、猪肉）不应超过 90 克。最好是吃鱼和家禽以替代红肉。

（四）常吃有利于提高抗癌免疫力的食物

首先了解缺少哪些营养更易患癌症。

1. 缺乏β-胡萝卜素可能诱发肺癌

目前，肺癌仍是我国发病率最高的癌症。除了吸烟、吸烟过多会导致肺癌以外，人体若缺乏β-胡萝卜素也可能诱发肺癌。因此，长期吸烟者、肺结核患者和矽肺患者等易患肺癌的人应多吃富含β-胡萝卜素的食物，如甘薯、胡萝卜、菠菜、芒果、木瓜和豆腐等。

2. 缺乏蛋白质可能诱发胃癌

人们若从饮食中摄入的蛋白质不足，尤其是摄入的优质蛋白质不足，就可能诱发胃癌。在过去，胃癌一度被称为“穷病”。萎缩性

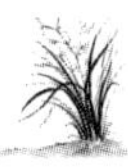

胃炎患者、胃溃疡患者、免疫功能低下者及有胃癌家族史者等易患胃癌的人应常吃富含优质蛋白质的食物，如深海鱼虾、牡蛎、大豆、瘦肉和鸡蛋等。此外，人们若大量食用腌制的咸鱼、咸菜等含有亚硝胺等致癌物质的食物，也会增加患胃癌的几率。

3. 缺乏膳食纤维可能诱发结肠癌

在现代人的饮食结构中，高脂肪、高蛋白食物所占的比例越来越大，而膳食纤维的摄入却日渐减少。高脂肪、高蛋白的食物在人体内分解后，会产生较多的致癌物质。在缺乏膳食纤维的情况下，这些致癌物质会长时间地停留在结肠黏膜上，从而可诱发结肠癌。

4. 缺乏维生素 D 可能诱发乳腺癌

许多临床调查数据都表明，乳腺癌患者体内的维生素 D 含量往往较低。加拿大的研究人员还发现，体内缺乏维生素 D 的乳腺癌患者比体内不缺乏此物质的乳腺癌患者，其病死率相对较高。因此，有乳腺癌家族史者，未生育的女性、中老年女性、月经初潮较早或绝经较晚的女性等易患乳腺癌的人应多吃鱼肉、牛肉、猪肝和鸡蛋黄等富含维生素 D 的食物，并应经常晒太阳，以促使机体合成更多的维生素 D。

现再介绍 15 种有利于提高抗癌免疫力的食物：

1. 茶叶

有人将茶叶拌于饲料中，喂给身上有癌细胞的小白鼠，结果发现 3 周后癌细胞受到抑制。另据报道，茶叶中的某种物质经血液循环可抑制全身各部位的癌细胞。

2. 麦麸

麸皮不仅能辅疗糖尿病、血胆固醇高、血脂过高、便秘、肥胖症、龋齿等病症，还可预防肠癌的发生。麦麸中含有丰富的纤维素，纤维素是一种不溶性纤维，能稀释肠道内的多种致癌物质，加快食物通过肠道的速度，促使排便，减少致癌物和肠道接触的机会。

3. 玉米

玉米可防治高血压、动脉硬化、泌尿系结石等病症，并具抗癌作用。美国医学界指出，粗磨玉米面中含有大量氨基酸，对抑制癌症有显著效果。另外，玉米中的谷胱甘肽，在硒的参与下生成谷胱甘肽氧化酶，还能使化学致癌物质失去活性。

4. 酸梅

酸梅能增强白细胞的吞噬能力，提高机体的免疫机能，辅助治疗阴茎癌、宫颈癌。

5. 大豆

大豆至少含有5种抗癌物质。其中之一是与一种通常被用于治疗雌激素依赖型乳腺癌的药物作用相似，现已将它用于大规模的临床实验，以了解它对乳腺癌的预防作用。

6. 大蒜、洋葱、大葱等

动物实验表明，这类蔬菜能预防结肠、胃、肺和肝等脏器的癌症。大蒜中的一些成分甚至能干扰癌细胞的扩散。另外，大蒜中所含的硫化物能激活人体的免疫功能，从而有助于战胜癌症。

7. 绿色蔬菜

深绿色蔬菜具有防癌作用。如菠菜、莴苣等，它们含有丰富的抗氧化剂，包括叶酸、叶黄素等。科学家据此提出蔬菜的颜色越深，抗氧化剂含量越高，抗癌防癌作用越强。

8. 香菇

因为香菇多糖能增强细胞免疫和体液免疫，有类似于补气的作用，有较强的抗癌作用。据说，捷克波希米亚深山里的樵夫由于经常吃野香菇，而从不患感冒与癌症。

9. 猴头菇

猴头菇已被制成猴菇菌片，用于预防和治疗胃癌、食道癌等，有效率为69.3％，显效率为15％。

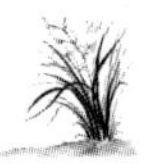

10. 苹果

近年研究发现，苹果中含的维生素 C 在体内可阻碍致癌物质亚硝胺的生成，破坏癌细胞增生时产生的某种酶活性，甚至可使已生成的癌细胞转化为正常细胞。

11. 蜂乳

据近年来国内外专家研究报道，在蜂乳中，新发现一种特殊的蜂乳酸，具有明显的防治癌症作用。

12. 牛肉

美国威斯康星大学微生物学家巴里扎指导的研究小组发现，牛肉中含有一种能抑制致癌物质活性的成分，该成分能起到防癌作用。目前，这个研究小组对新物质的化学结构及功能正在进行深入研究，可望从牛肉中提取出防癌抗癌的新药。

13. 海藻类

现代医学研究证实，海带、紫菜及裙带菜等海藻类食品都具有一定的抗癌作用。研究发现，癌症患者的血液多呈酸性，而海带含钙量较高，能调节和平衡血液的酸碱度，起到防癌的作用；同时，它所含有的纤维不易被消化，吃后能增加大便量，促进肠内某些致癌物的排泄，有助于人体防癌保健。

14. 海蜇

科学家们从海蜇中提取出的水母素，具有特殊的生理作用，在抗菌、抗病毒和抗癌方面都具有很强的药理效应。

15. 带鱼

现代医学研究证实，带鱼银色粉末状的细鳞含有大量的蛋白质、无机盐和油脂，经酸处理后可制取盐酸鸟嘌呤，而盐酸鸟嘌呤是合成抗癌药品六硫鸟嘌呤的主要原料，是治疗急性白血病等癌症的有效药物。

就食道癌而言，以下食物可以帮助提高抗癌免疫力，应常吃：

1. 香菇

香菇具有调节人体新陈代谢、降低血压、降低胆固醇等作用。近年来，美国科学家发现香菇中含有一种“β-葡萄糖苷酶”，这种物质有明显加强机体抗癌的作用，所含香菇多糖或香菇水解提取物对癌有高效抑制作用，抑癌率达50%，因此，人们把香菇称为“抗癌新兵”。

2. 胡萝卜

胡萝卜中含有丰富的胡萝卜素，其中的β-胡萝卜素有明显的提高机体免疫力，抑制肿瘤发生和发展的作用，并且还可降低肿瘤患者接受放化疗时的毒副反应。

3. 丝瓜

丝瓜种子及果皮可抑制癌细胞，能增强肺、胃及肝脏功能，汁液可排除人体内的毒素，果髓有辅助治疗灼伤、烫伤及感染等作用。

4. 黄豆

黄豆中富含优质蛋白质及多种营养素。能防止血液提供营养给癌细胞，防止癌症扩散，改善细胞及体液的免疫力。

5. 包心菜

包心菜中含有大量人体必需营养素，如多种氨基酸、胡萝卜素等，其维生素C含量尤多，比橘子的含量高1倍，比西瓜多20倍，这些营养素都具有提高人体免疫功能的作用。包心菜中还含有维生素U样因子，有促进胃、十二指肠溃疡愈合的作用，新鲜菜汁对胃病有治疗作用。另外，包心菜中含有的微量元素钼，能抑制亚硝酸胺的合成，具有一定的抗癌作用。最后，包心菜中的果胶及大量粗纤维能够结合并阻止肠内吸收毒素，促进排便，也起到防癌的作用。

6. 仙人掌

仙人掌中含多种植物营养素，有抗突变作用，可抑制肿瘤生长，并在控制癌细胞的同时对白细胞的数量无影响，对于辅助放、化疗有所帮助。对于胃癌、食道癌、肠癌、肾癌、肝癌、鼻咽癌和皮肤

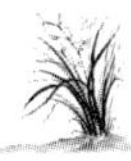

癌都有辅助治疗作用。

三、及时治疗癌前期病变

1. 肝炎

虽然“病毒性肝炎患者只要活得够久，最终都会患上肝癌”，听起来有点绝对，但它的确是肝癌的最主要诱因之一。因此，高危人群必须定期检查，以早诊早治。

2. 糖尿病

有研究者指出，糖尿病患者癌症的患病率高于非糖尿病患者，比较明显的癌症包括子宫内膜癌、乳腺癌、前列腺癌、结肠癌、胰腺癌等。对此，专家分析认为，这与糖尿病患者中肥胖症发病率高有关，也与高血糖有关。另外，有研究表明，增加血胰岛素水平的降糖药也可能增加患者罹患癌症的风险。

3. 慢性溃疡性疾病

口腔溃疡、胃溃疡十分常见，许多人常常不将这些“小病”当回事。但研究发现，慢性溃疡长期存在可能发生癌变。一般的口腔溃疡，经过适当治疗，7～10 天就能痊愈，但如果同一处溃疡数周甚至一个月还不见好，就可能和口腔癌关系密切了。胃溃疡也是这样，如果反复发作，胃黏膜反复受到破损刺激，就可能会恶变，发生胃癌。

4. 宫颈糜烂

调查发现，有宫颈糜烂的女性，宫颈癌变发病率显著高于无宫颈糜烂者。专家指出：“宫颈癌症状与宫颈糜烂表现很相似，因此很容易被忽视，需要格外警惕。”

5. 甲状腺结节

甲状腺结节的发生与年龄、性别和颈部放射线照射史有关。统计显示，女性甲状腺结节的发病率是男性的 4 倍。多发性甲状腺结节多为良性，单个甲状腺结节，更偏向为恶性，因此如果发现甲状腺有肿块，要及时去医院检查确诊。

6. 胃肠道息肉

许多胃肠道癌是由息肉演变而来的，尤其是腺瘤性结肠息肉，癌变率更高。调查显示，结肠息肉患者结肠癌发生率比一般人群高3～5倍，多发者可高出10倍。专家指出，胃肠道息肉癌变受多种因素影响，如大小、类型、数目等，一经确诊即应治疗。

7. 乳腺囊性增生

据统计，腺瘤样增生长期不愈的病例中，约20%可恶变，囊性乳腺增生的女性患乳腺癌的机会是健康人的4倍。患乳腺囊性增生的患者要定期检查，以便及早发现有无癌变。

8. 痣

大概有一半的皮肤癌是从长期存在或原先已存在的痣发展而来。如果痣产生了下面这些变化，就得特别注意：

•一段时间后隆起或褪色。

•痣的周边褪色。怀孕期间痣的大小和颜色会改变，在生育之后，痣的颜色就会复原，但可能需要点时间。然而皮肤癌也可能在怀孕期出现，因此，为安全起见，最好还是去看医生。

•新痣，尤其是40岁之后出现的痣。

•痣越变越大或出现发痒的情形。

•颜色的改变，如颜色变深、变黑或变为介于棕色或粉红色之间。

•痣变得不均匀、模糊或者外观变得不规则。

•痣出血或渗出液体。

综上所述，有人对个人日常防癌归纳为28点：

1. 不吃发霉的粮食及其制品。花生、大豆、米、面粉、植物油等发霉后，可产生黄曲霉素，是一种强烈的致癌（特别是肝癌和胃癌）物质。

2. 不吃熏制或腌制的食物，如熏肉、咸肉、咸鱼、腌酸菜、腌

 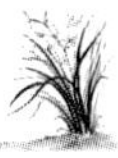

咸菜等，这些食物中含有可能导致胃癌和食道癌的化学物质。

3. 不吸烟。香烟中的焦油等物质是导致肺癌和胰腺癌的致癌因素。最近研究证明，吸烟和妇女宫颈癌也有关系。

4. 不酗酒，特别是不饮烈酒。浓度高的酒精会刺激口腔、食道壁和胃壁的上皮细胞并引发癌变。

5. 同时吸烟与喝酒会大大增加致癌的机会。

6. 不接触或少接触大烟囱里冒出的黑烟，被它污染的空气里含有少量的致癌物质。

7. 不能用洗衣粉擦洗餐具、茶具或洗食物。

8. 不要用有毒的塑料制品（聚氯乙烯）包装食物。

9. 不吃被农药污染的蔬菜、水果和其他东西。

10. 饮用新鲜、清洁的水，不喝过烫的水，不吃过热、过硬、烧焦或太咸食物。

11. 不要过度晒太阳。阳光中的紫外线可导致皮肤癌，并可能降低人体的免疫力。

12. 多吃新鲜蔬菜，吃饭不要过饱，控制肉类食物摄入量，控制体重，这样可以减少癌症的发病率。

13. 不要经常吃有可能致癌的药物，如激素类药物、大剂量的维生素 E 等。

14. 有子宫糜烂的妇女，定期检查并及时治疗，防止癌变。

15. 有阴茎包皮过长的成人，要及时切除，防止阴茎癌。

16. 不论是否装有空调设备，封闭式环境的空气污染相当严重。通风的房子则对人体健康有益。没有装空调的房间，也必须每天开窗 1～2 小时。

17. 装潢中不要用放射性的岩石和矿砂作为建筑材料，不用含有苯、四氯化碳、甲醛、二氯甲烷等致癌物质的建筑材料。在空气流通的情况下进行室内装修。装修完后，要把室内的油漆味、胶水味、新家具的气味经开窗排放出去，待通风 30 天左右后才能安全住人。

医学机构调查表明：现代家装污染是导致癌症高发的主要原因之一。

18. 炒菜或油炸食品时，因油锅太热产生许多油烟，对人体有害，所以炒菜油温不能太高，不能让油锅冒油烟，尽量少用煎、炒、油炸、熏烤的烹调方法。提倡多用蒸、煮、凉拌、水氽、汤菜等烹调方法。

19. 在厂矿、车间等工作的人员下班后，首先应洗手或洗澡，不要把工作服带回家中。

20. 添新衣也应注意是否有甲醛之类的污染物。购买织物服装后，先用清水洗涤后再穿最好。

21. 勿憋尿。研究发现，膀胱癌的发生与一个人的饮水、排尿习惯有关。有资料表明，每日排尿5次的人比排尿6次以上者容易患膀胱癌。这主要是因为饮水少、长时间憋尿，易使尿液浓缩，尿在膀胱内滞留的时间较长，尿中化学物质刺激黏膜上皮细胞，从而导致癌症的发生。多饮水，勤排尿可起到“冲洗”膀胱，排除有害化学物质的作用。

22. 戒烟。当前，吸烟已成为世界性的社会公害，严重地威胁着人类的健康。吸烟与癌症的关系见前述。

23. 喝蔬菜汁。常喝甜菜汁（根部及顶部做成的）、胡萝卜汁（含β-胡萝卜素）、芦笋汁。将新鲜甘蓝及胡萝卜做成混合菜汁，效果极佳。葡萄汁、樱桃汁及所有深色的果汁，包括黑醋栗汁，都是非常好的营养果汁，新鲜的苹果汁也有益处。果汁在早晨饮用最佳，蔬菜汁则在下午饮用最佳。仅喝矿泉水或蒸馏水发病率较高。

24. 吃洋葱和大蒜。洋葱和蒜头是极佳的保健食品。

25. 吃生萝卜。许多人都知道，目前在医院里经常使用一种叫“干扰素”的药物，它是人体自身白细胞所产生的一种糖蛋白，在体内具有抑制癌细胞快速分裂的作用。但是，人体内产生的干扰素很少，所以科学家们研制出“干扰素诱生剂”一类药物，激发和诱导人体自身制造出更多的干扰素。在日常的膳食中，也有一些能够诱

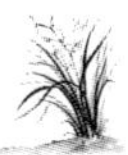

生干扰素的食物，其中效果最佳的，要属白萝卜了。研究证明，从萝卜中可以分离出干扰素诱生剂的活性成分——双链核糖核酸，对食管癌、胃癌、鼻咽癌和宫颈癌的癌细胞，均有明显的抑制作用。但是，由于这种活性成分不耐热，如果经过烹调，在加热过程中则会破坏，所以生吃萝卜对防癌有益。

26. 限制高脂肪饮食。研究显示，与低脂饮食相比较，富含脂肪的饮食，大幅地增加结肠癌及乳腺癌的发生几率。高脂肪饮食是癌细胞的助长剂。

27. 多运动。生命在于运动，这句话强调的是运动对于生命健康的重要意义。最新研究发现，运动对于危害生命的大敌——癌症，有明显的预防效果。

28. 提高身体免疫力。空气负离子对于人体的有益作用已经在多个研究中被证实。临床实验证明，负离子可明显提高机体免疫功能，活化网状内皮系统，改善机体反应性，增强机体抗病能力。

从发病年龄趋势看预防工作应从娃娃抓起

癌症发生年龄有提前趋势

传统意识中，癌症是一种“老年病”。

我国近20年癌症呈现年轻化趋势。据统计，我国住院癌症患者中，50岁以下患者所占比例高达38%～40%；从20世纪60年代到现在，儿童发病率增加了25%。例如宫颈癌，中国医学科学院肿瘤医院的统计资料显示，35岁以下宫颈癌在全部宫颈癌中所占比例20世纪70年代为1.22%，80年代为1.42%，90年代初为5.01%，而到了90年代末则显著上升至9.88%，平均发病年龄由53岁左右降至41岁左右，整整提前了12年。又如肝癌，高发年龄段已从45～55岁提前到35～55岁，提前了10岁。再如胃癌，发病的高峰年龄原来在50～80岁，但是近年来35岁以下年轻人的胃癌，占到胃癌总数的6%～11%。按我国胃癌死亡率粗略推算，每年由于胃癌死亡的年轻人约有9000～10000人。还有肺癌、大肠癌，原来是40岁以上多发，现在25岁左右者常有之。据《光明日报》报道，中国抗癌协会的统计数据显示，我国每年新发淋巴瘤患者约84000人，死亡人数超过47000人，并以每年5%的速度上升，发病人群也越来越年轻化，多见于青壮年。因为20～40岁正是淋巴组织非常活跃的时期，高敏感性让青壮年很容易成为淋巴瘤的高危人群。恶性淋巴瘤发病不仅年轻化而且城市化，例如北京市从2001～2010年，年平均增长4.9%。总体来说，癌症发病年龄提前了10年以上，35～55岁发病群体比率趋于上升。

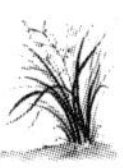

以往，由于成人和儿童的生理特点不同，儿童和青少年高发的癌症主要是白血病、骨肉瘤、淋巴癌等，而像肺癌、肠癌、肝癌这类癌症，一向是“成人癌”，但近年也已出现在儿童身上。据统计，从上世纪60年代至今，儿童癌症的发病率增加了25%，其中急性白血病、脑瘤、恶性淋巴瘤、神经细胞瘤及肝肿瘤比较常见，而白血病尤为多见，占儿童肿瘤的60%。14岁以下儿童的死因中，恶性肿瘤已上升至第2位。到专科医院里看看，小儿患癌症的例子随处都可见到：半岁的婴儿患肝癌，5岁的儿童患脑瘤，6岁的小儿患胃癌，11岁的小孩患骨癌……中国医科大学附属盛京医院肿瘤内科主任吴荣介绍：“我们接诊的患者里，已经有4岁的肺癌患儿，5岁的肠癌患儿，这在过去几乎是不可想象的。”青岛一个只有13岁的女孩说肚子疼得很厉害，不敢走路，后来家人带她到医院检查，没想到竟然是胃癌。在济南市有一位年轻的妈妈在给3岁的儿子丁丁洗澡时偶然发现，孩子肚子里有个包块，到医院经过多方面检查，诊断为“肾母细胞瘤”，是一种恶性肿瘤。当医生把这一诊断结果告诉孩子的父母时，他们简直不敢相信自己的耳朵：“有没有搞错呀？3岁的孩子咋能得癌症呢？”聪明伶俐的5岁女孩娟娟近来感冒发烧，吃药不见好转，到医院化验血后，医生又给她做骨髓穿刺，结果出来了：急性淋巴细胞性白血病。如五雷轰顶，把娟娟的爸爸妈妈惊呆了：“天哪！这血癌咋落到自家孩子的头上了？”

癌症发生年龄提前趋势原因

专家总结年轻人患癌三大主因有：不健康的饮食，不规律的生活；疏忽的心态，盲目的自信；自我诊断，擅自用药。

70后、80后的年轻人，不少成了单位的骨干，由于社会竞争激励，导致精神紧张、心理压力大、生活作息不规律，使人很劳累，人体抵抗力下降，容易诱发癌。如果以下几种生活方式经常出现在你的生活中，就需要警惕了：嗜烟酒、熬夜、吃烧烤、饮食不规律，以及不洁的生活习惯。

很多年轻人，总觉得自己身体一直很好，平时连感冒都很少得，也不注重锻炼。大多数人对自己的身体过分自信，从来不会主动去体检，只有在身体不适时才会走进医院。其实一半以上的早期癌症，都是没有自觉症状的。而当有症状时，多半已是中晚期，所以定期体检是非常有必要的。包块、溃疡、干咳、声嘶、消化不良、便血等等，当这些不起眼的常见症状出现时，很多年轻人为了图方便，不检查随便用药，自以为是对症用药，实则适得其反。最后反而延误了最佳的治疗时机。

据《中国中医药报》报道，目前，我国淋巴瘤发病率逐年增高，以及发病年龄前移，与以下四类原因有关：一是环境污染，包括过多接触有机溶剂染料如染发剂、居住或工作在残留大量有毒有害化学物质的新装修房屋内、经常吸入汽车尾气等。二是经常接触各种辐射。三是工作压力大，造成人体抵抗力下降。四是病毒感染和细菌感染。

儿童癌症高发，与遗传、免疫系统缺陷、病毒感染、现代生活方式和营养失衡有关，环境污染也是一个重要原因。现分述如下：

大龄生育　欧洲一项最新研究发现，至少有17%的孩子患白血病以及其他一些癌症病与父母晚育有关。

暴晒　紫外线可以引起皮肤恶性黑素瘤及其他类型的皮肤癌，而紫外线的主要来源就是日光。据哈尔滨医科大学附属肿瘤医院皮肤科主任尤艳介绍，幼年时期接受强烈紫外线时间越长，成年时期发生恶性黑色素瘤的几率越高，在日光强烈的情况下，家长应该指导儿童在树荫下活动，同时用衬衫、太阳镜和帽子遮盖皮肤，并使用系数大于20的防晒霜，每天上午10点到下午4点之间，尽量不要外出。

环境污染和不健康的生活习惯　环境污染和不健康的生活习惯是儿童癌症的主要诱因。如室内污染、放射性污染，以及常食用油

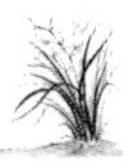

炸、辛辣、羊肉串等致癌食物等。蔬菜水果中残存的农药，预防禽类发病的抗生素等，都可导致儿童白血病增多，因此，应选择绿色食品，防范餐桌二次污染。

超重　小孩出生时超重与白血病、肾癌和神经母细胞瘤等癌症有很大关系。进入儿童期，热能和营养摄入过度、不良生活习惯、运动量少致超重和肥胖，导致癌症发生率呈快速上升趋势。据不完全统计，35％的癌症病例和70％因癌症死亡的病例与超重和肥胖有一定的关系。

豪华装修　儿童正处于身体的成长发育期，对外界环境侵害的抵御能力较弱，尤其是有些家装中甲醛等化学性致癌物超标造成的严重污染，必然会导致儿童恶性肿瘤高发。据介绍，装修污染是儿童白血病的致癌因素之一，近80％的白血病患儿家中近期都曾经装修过，而且不少还是“豪华装修”。所以，家长要尽量减少家庭污染，保持儿童居室空气流通。家庭装修选择绿色环保材料，且在装修半年内避免儿童入住。

被动吸烟　患癌儿童的父亲，很多都是烟民。据了解，近30％的癌症死亡与各种形式的烟草接触有关。吸烟者患各种癌症的危险显著升高，同时，被动吸烟者较吸烟者本身受害更大，尤其是儿童解毒功能不健全，更易受侵害，被动吸烟的儿童长大后患癌症的危险性比未受烟草危害的儿童会增加。家长要避免孩子在成长期被动吸烟的情况发生。

最新研究结果显示：在引发儿童患癌症方面，一些传染性疾病可能扮演着一个重要角色。一些看似很小的普通疾病，如感冒、症状较轻的流感或呼吸道疾病，可能会引发癌症。通过对儿童白血病和脑瘤的研究，英国专家发现，很多病案是由个人的遗传易感性和感冒、麻疹和流感等普通的传染疾病联合所致。这个新发现支持了先前的一个研究结论：天性活泼好动的小孩更不容易患病。对儿童白血病和脑瘤的分析结果显示，8％的儿童病案很可能与传染疾病的传播有关。传染病与急性淋巴母细胞白血病和星细胞瘤之间的联系最紧密，两者有联系的儿童占13%。如果单从孩子的出生时间和地点，而不是诊断的时间和地点进行分析便会发现，患病的儿童增加的幅度最快。

年轻人应对癌症提前趋势的措施

一要科学认识目前癌症高发现象，以平常心正确面对。随着现代医学的发展，诊疗技术的进步，过去许多威胁人类健康的急性传染病、寄生虫病等都找到病因并得到有效控制，这种相对变化就凸显了肿瘤的高发趋势。再加上现在肿瘤知识普及，国家医保政策的全覆盖，使得肿瘤诊断率也有所提高。而由于社会进步，经济水平提高，人们平均寿命延长，肿瘤发病率高峰多在40～45岁以后，这同样也相应凸显了肿瘤发病率。

二要掌握所有危险信号，力求早期发现。比如，不明原因的刺激性干咳，伤风感冒后咳嗽持续不愈，不明原因的消瘦、乏力，吞咽困难、进食梗阻，无痛性的包块，乳房溢液，大便习惯和性状的改变，性交后出血、闭经后出血等等。而这些危险信号并没有绝对的性别之分。信号出现后，一定要到正规的医院进行科学的检查诊治。

三要重视体检，早诊早治。工作再忙，也不要忽视每年一次的定期体检。例如2011年临床肿瘤学研究的重大进展之一：低剂量CT扫描用于肺癌高危人群筛查可使肺癌死亡风险降低20%。

四要改善和提高内在的精神免疫力和肌体免疫力。首先，青年人强化物质等外在成功的同时，更要注重内在的发展平衡，比如在努力上进的同时，也要多一些知足常乐、恬淡从容，体验美好、体验崇高、体验快乐、体验成功，让“心发展”和“新发展”保持同步状态。其次，青年人也要树立必要的健康意识，保健不仅仅属于中老年人，为了给自己增加“发展后劲”，锻炼和保健，也应成为年

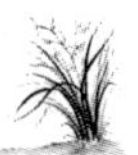

青人必要的生活构成。其三，整个社会改变“以财富论英雄”的观念，让青年人注重物质成功的同时，也乐于注重精神和心理发展，成为“精神富翁”。

五要打造和谐的人生生态。虽然当下青年人压力过大、竞争激烈，需要努力奋斗，但这种奋斗，一定要建立在生态型、均衡性的平台上去发展，让自我得到物质成功、功利性辉煌等外在发展的同时，更要将精神发展、内在平衡、注重养心、注重健康、规律性生活等内在性发展放在重要位置。尽可能减少熬夜、生活没规律、过分物化等。让内在的“心”和外在的“物”保持一种平衡状态，“精神内守，病安从来”，我们就能得到更多可持续和健康发展。年轻人也要养成良好的生活习惯，包括：健康的饮食，规律的作息，充足的睡眠，适度的锻炼，良好的心态等等。据世界卫生组织统计，有30%以上的肿瘤发生与体重指数高，运动量不足，过度吸烟酗酒等不良生活行为有关。

儿童应对癌症提前趋势的措施

首先要培养孩子从小养成健康的生活习惯，给孩子一个健康安全的生长环境。儿童的饮食也应该科学合理，如鼓励孩子吃各类食物，特别是蔬菜和水果。饭菜的比例要适当，不能只吃菜不吃饭，避免进食过多脂肪，并要养成口味淡的习惯。日常远离微波辐射，尽量减少儿童与手机、电脑、电视等微波电器的接触时间，避免因儿童免疫力低下造成基因改变，从而诱发血液类疾病。饮食要均衡，饮食中脂肪摄入过多，纤维摄入过少易患结肠癌、乳腺癌、前列腺癌；饮食中经常摄入腌制食品，如咸肉、咸鱼、咸菜，喜食重盐，少食新鲜的蔬菜、水果，三餐不按时，进食快，喜食烫食等易患胃癌；进食含有黄曲霉素的发霉食物，易患肝癌；进食发酵的酸菜易引起食管癌。因此，防癌就要从小养成良好的饮食习惯。现在，有不少孩子偏食现象严重，只吃鱼、肉等食物，使动物性脂肪摄入过多，形成脂肪占总热量的百分比过高，造成肥胖，这类孩子以后容易患肿瘤和心血管疾病。因此，家长要鼓励孩子吃各类食物，特别是蔬菜和水果。科学家认为，常给婴儿吃橘子和香蕉等水果，能降低一半患白血病的危险，而在他们的饮食中加入咖喱调味品，也有保护作用。每周吃四到六次橘子和香蕉，或饮用橘子汁的两岁以下的孩子，患血液癌症的几率很低。橘子和香蕉中富含的维生素C是防病的重要物质。黄色咖喱调料也有抗血液癌症的作用。在西方国家里，儿童患白血病的比例是1∶100000，而印度患儿只是这个数字的十分之一，其原因可能与印度儿童食用黄色咖喱多有关。

其次，年轻父母需注重自我保健。母亲应该注意怀孕期间避免不必要的有害物质接触，尤其是药物治疗、放射检查；保证必要的氨基酸和维生素的摄入。

再次，早发现早治疗。儿童肿瘤很少有特异性的表现，而且由于发病率相对不高，常被家长忽略或被误诊为其他疾病，很少会联想到是肿瘤。比如白血病人早期会出现发热、脸色苍白的症状，很容易被认为是感冒；脑瘤早期会出现头晕、呕吐、哭闹不安，容易被误以为是胃肠炎。若能做到早期发现、早期诊断、早期治疗，儿童肿瘤的治疗效果比成年人要好得多，总体治愈率能够达到70％以上，如急性淋巴细胞白血病的治愈率就能达到85％。

由于临床症状和一些常见病非常相似，儿童肿瘤很容易被误诊。家长要承担起“守门人”的重责，高度警惕以下这些儿童肿瘤的早期信号，一旦发现有可疑症状，应立刻带孩子就医：

1. 不明原因的脸色苍白、出血。常伴有倦怠、食欲不振、贫血等现象，或出现不明原因的出血、可疑出血点或淤斑，需要尽快去医院血液科检查。

2. 不明原因的发烧。别以为孩子发烧就一定是感冒了，如果无缘无故地发烧超过半个月，并且体温忽高忽低、难以控制，就不能再一味地在家吃药对付了，应赶快就医。因为这很可能是白血病或

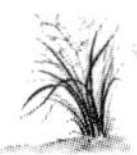

者神经母细胞瘤的临床表现。

3. 不明原因的疼痛。如腹痛、关节酸痛、头痛等，同时常出现神经症状，如呕吐、走路不稳等。

4. 持续性的淋巴结肿大。因病毒感染导致的肿瘤多会造成局部或全身的淋巴结肿大，如持续时间较长，且无压痛感，应详细检查。

5. 四肢、躯干异常肿大。一些骨癌或横纹肌肉瘤都以四肢或躯干肿大为征兆，别把其草率地视为外伤。

6. 孩子说肚子痛，或者肚子胀得鼓鼓时，别不当回事；孩子身上、肋骨下方突然出现不明原因的肿块、肿大，也都不是什么好征兆。平时换衣服洗澡时，不妨多观察孩子的肚子，用手按按，看看是否有异常。

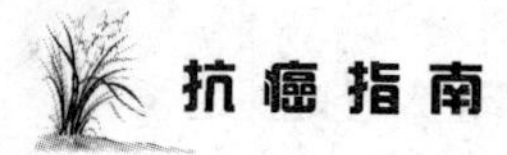

从发病比例看预防工作重点

根据“我国肿瘤发病率登记统计年报”，我国肿瘤的发病率为285.91/10万，平均每分钟有6人被诊断为恶性肿瘤。

目前我国十大癌症是：肺癌、肠癌、肝癌、胃癌、乳腺癌、鼻咽癌、食道癌、白血病、淋巴瘤、宫颈癌。

近30多年来，癌症已成为人类第一死因。从2004年起恶性肿瘤排在我国城市居民死因的第一位。肺癌、肝癌、食管癌、胃癌、结直肠癌、乳腺癌、宫颈癌及鼻咽癌8个重点癌症占到了癌症死因的80%。其中，肺癌、肝癌、肠癌占恶性肿瘤死亡的52.01%。

以性别分，男性发病前五位为肺癌、肝癌、胃癌、肠癌、食道癌；女性发病前五位为乳腺癌、肺癌、肠癌、肝癌、胃癌。

肺癌，全球每年肺癌患病人数超过110万。我国是肺癌发病率最高的国家，无论男女，发病率已居各类癌症前五位之首，并以每年1.6%的速度增长，每年约有40万人被确诊为肺癌，死亡率从上世纪70年代排第五位，90年代排第三位，上升到本世纪初，排在第一位。

结肠直肠癌、乳腺癌，发病人口约占各种癌症患者总数一半。

结直肠癌，有资料称，发病率从上世纪70年代的万分之一上升到现在的万分之二至三，是世界三大恶性肿瘤之一。全球结直肠癌每年新发病例数达94万，由于发病隐匿，很多患者初诊时已到晚期，而且40%～70%的术后患者发生肿瘤复发和转移，中位生存期不足2年。每年近50万人死于结直肠癌。

乳腺癌是女性排名第一的常见恶性肿瘤，且发病率呈逐年上升

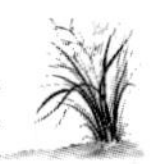

趋势，发病高峰在45～55岁之间。

肝癌，是世界上第6位最常见的癌症，据报道，全世界每年新发肝癌患者约六十万。目前我国发病人数约占全球的半数以上，占全球肝癌病人的55%，男性多于女性。

胃癌，是世界上第4位最常见的癌症，中老年胃癌男女性别之比为3∶2，青年人胃癌则为1∶1，甚至女多于男；症状不典型的多，因此带来漏诊、误诊多（漏诊、误诊率高达27%）；恶性程度高得多，肿瘤生长快，转移早。

食道癌，是世界上第8位最常见的癌症。

白血病、淋巴瘤和多发性骨髓瘤与肝癌并列为世界上第6位最常见的癌症。

宫颈癌和卵巢癌分别是世界上女性第2位和第7位最常见的癌症。

我国各地区癌症发生情况是：

宫颈癌多发于一些中西部地区；

鼻咽癌高发区是广东；

食道癌以华北三省的太行地区、四川盆地西北部地区，以及湖北、山东、江苏、陕西、内蒙古、新疆等地为高发区；

肝癌的高发区为广西扶绥、广东顺德；

肺癌多发于上海市；

胃癌发病最高的是福建省的长乐；

肠癌高发区是沿海东部地区，以长江中下游地区为最高；

乳腺癌在我国大中城市（特别是沿海城市）的发病率高；

白血病我国在近10年尚无统计资料。

2013年1月9日，全国肿瘤登记中心发布的《2012中国肿瘤登记年报》中称，20年数据显示，城市地区的结直肠癌发病率上升速度快。监测还显示我国癌症发病地域分布明显，其中，食管癌高发区主要集中在河南、河北等中原地区；胃癌高发区主要集中在西北及沿海各省，如上海、江苏、甘肃、青海等较为突出；肝癌高发区集中在东南沿海及东北吉林等地。

北京市卫生局统计数据显示，2010 年肺癌位居北京市户籍人口男性恶性肿瘤发病的第一位，在女性中居第二位，仅次于乳腺癌。2001～2010 年，北京市肺癌发病率增长了 56%。全市新发癌症患者中有五分之一为肺癌患者。专家表示，我国城市人口的肺癌发病率已接近发达国家水平。男性发病率高于女性，北京新发肺癌患者男女比例为 160 比 100。

上海排名靠前的肿瘤有男女结直肠癌、男性前列腺癌、女性胆囊癌和女性甲状腺癌，这些癌业内通常称为“富裕癌”，是这一地区生活水平提高后，生活方式发生变化，尤其是饮食过于精细，高蛋白、高脂肪、少谷物、少蔬果，同时身体活动程度减少、超重肥胖增多而引起。另一方面，被称为多由生活水平较低、卫生条件不佳引起的“贫困癌”，如胃癌、肝癌、食管癌等，上海男性和女性发病与全国相比都排名稍后。

附：癌症发病地域分布特点、肿瘤死亡率图

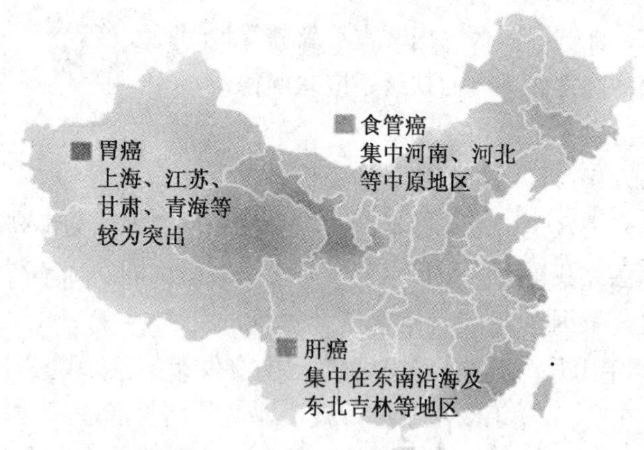

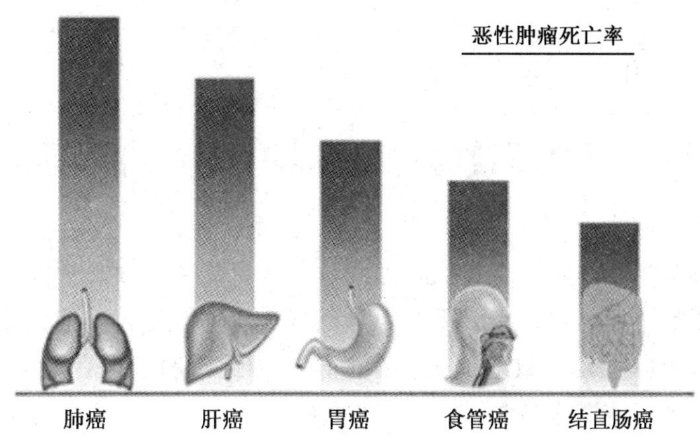

了解各地区癌症发病和各性别患癌情况，也就知道预防癌症工作的重点了。

从注重饮食看增强患者抗癌体质

癌症患者体质日趋衰弱，加之放疗、化疗和精神心理因素影响而致食欲不振、食物摄入困难，从而导致营养不良，促使机体抗病能力严重降低，导致或加速疾病恶化。因此，癌症患者配合食疗，尤为重要。这里应当注意以下八方面：

1. 癌症病人一日三餐的饮食可以与正常人相似，但需多吃一些对机体康复有益的食品。每日膳食中，蛋白质食品如奶、蛋、鱼、肉、豆制品要略高于常人；食物以鲜、活为好，忌食放置过久的动物性食品，多食天然绿色的蔬菜、水果，如胡萝卜、南瓜、杏子、麦仁、青菜、番茄等。中医认为，癌症表现为肿块，应采用软坚化瘀的食品，如香菇、黑木耳、白木耳、海带等都可以起到食疗作用。

2. 癌症可破坏人体水和电解质的平衡，而水的平衡是人体赖以生存的必不可少的条件。因此癌症病人的饮食还在于饮（饮水），不能重食轻饮，疏忽饮水方面的调理。在治疗和康复过程中，应尽可能每日饮水不少于1500毫升。

3. 饮食上可吃什么，不宜吃什么？这是一个很重要却又很复杂的问题，几乎所有癌症病人及其家属都要提出询问。

从传统医药角度讲，应注意以下三方面：

首先，要针对疾病的寒、热、虚、实，脏腑表里等病证，结合食物的性、味全面加以考虑，凡对治疗不利的饮食皆为所忌。如癌症病人毒深热盛，口渴烦躁，发烧，这时宜多吃水果汁、西瓜、米粥及一些清凉健胃、消渴除烦的食品，切忌过食生冷及油腻之物。有的消化道肿瘤病人术后或某些病人放疗后出现胃阴不足证候，口

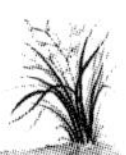

干纳少，舌光红无苔，时有恶心，这时应当禁忌辛热、香燥伤阴的药物和食品。如果病人出现口干、恶心、舌尖红、光苔等阴虚不足的情况，应当禁忌辛热、香燥伤阴的食品如辣椒、胡椒、生蒜及煎炒的干果等；平时脾胃阳虚，容易腹泻，怕冷喜暖的人，须忌食甘甜油腻重的食品，性凉滑的柿子，芦笋也不适合。总之，病人所用膳食，要与辨证相结合，与治疗原则和方案相适应，否则就非病人所宜。

其次，药后忌口，即与服药有关的忌口。例如病人正在服健脾和胃、温中益气的中药，而饮食却摄取性凉滑肠之食品就不合适。芦笋性凉味苦，有通便润肠作用，如用于脾虚腹泻的病人就非所宜。就病症和体质而言，平素脾肾阳虚容易腹泻的人，须忌食生冷黏腻滑肠食品；肺胃阴虚口干舌红的人，切忌辛热香燥食品如辣椒、胡椒、生蒜、生葱及煎炒的干果等。热盛忌油煎炒煨，黄疸忌油腻、肉食，水肿忌食咸味等。有些传统的说法也应予以尊重，如用中药荆芥后忌鱼蟹，白术忌桃、李、大蒜，蜂蜜忌土茯苓、威灵仙，服食滋补中药以后，忌服莱菔子等。

再次，“发物”和荤腥之类的食物如甲鱼、鹅肉、羊肉、狗肉、母猪肉、猪头肉、猪蹄肉、驴肉、马肉、动物内脏、带鱼、鲤鱼、鳝鱼、蛸子、蛤蜊、螃蟹、虾、海参、韭菜、芹菜、香菜、茴香等要忌口。一些地区还认为癌细胞在“鸡血”中易生长，鸡也不能吃。

从现代医学角度讲，目前，国内外临床学家尚未发现能促使癌细胞扩散、转移的食物。除了不吸烟、不饮烈酒及不吃霉变、熏烤、烧焦的食物外，对前面提到的“发物”和荤腥之类的食物不必“忌口”。如果硬性“忌口”，过度“忌口”，由于食物长期单调，机体所需要的基本热量及多种营养摄入不足，可致使身体日渐衰竭、消瘦，抵抗力下降，这不利于治疗。

虽然对“发物”和荤腥之类的食物不必“忌口”，但根据病程某一阶段伴随的主要症状，有无并发症以及病人具体情况，对某些食物还是有一个可以吃或不可以吃的问题，这要靠辨证分析，灵活运用。如病人出现浮肿，宜在医生指导下进食低盐（每日2～3克）或无盐饮食；如病人出现黄疸、腹胀、消化不良时，宜吃低脂清素易消化的饮食；如病人出现腹泻、腹痛时，则不宜吃生冷、坚硬及寒性食物如冷饮、梨、黄瓜及含纤维素多的食物如芹菜、黄豆芽、韭菜、老菜帮等，应吃小米红枣粥、粳米山药粥、鸡蛋面糊、细面条、薄面片、藕粉、豆浆、去脂牛奶等，采取少食多餐的方法，一日4～5餐，这样既能减轻胃肠负担，又容易消化吸收，对病体康复大有益处。

4. 癌症病人的饮食调理要讲究合理，强调均衡，荤素搭配，粗细混食，不能笼统机械地要吃什么，苛刻控制什么不能吃，不能强求过多的蛋白、脂肪等。应注意食物的种类变化，清淡适宜而富有营养。色、香、味俱佳，有利于刺激食欲和促进营养素消化吸收，对肿瘤患者来说，色、香、味更为重要。

5. 促进消化吸收功能，选择易消化的食物，采用少量多餐的方法。各种肿瘤，选择的主食可能不同。如胃癌、食管癌等，通常以多吃面食或食粥为宜；肝癌伴有食管静脉曲张时，以软食为好。大米、糯米，性味和平，能健脾养胃；新米煮粥佐以酱萝卜，对晚期肿瘤患者而食欲不好者，甚为合适，大米与杂粮如玉米等同煮饭，也有补益作用。点心的选择也颇为重要。其原则是量要少而精，甜咸搭配，不影响进食主食。我国传统的点心，常以甜食为主，多吃常会影响消化。此外，有些点心油酥，虽对阴虚者有益，但多吃滋腻而呆胃。如常用白木耳为补品，每天给患者服用，效果未必很好。因滋补是多方面的，只要合理进食，就能起到补益作用，不必一定要用白木耳，而且多吃生厌，反而对脾胃运化不利。

6. 肿瘤手术之前，食疗应以配合手术顺利进行为主，通常可以扶助元气、补益气血的食物为主。常用平补的食物，如桂圆、红枣、莲心等食物。手术后恢复期，则应以补益气血、调整脾胃功能的食物为主。除莲心、红枣外，白糖糯米粥也可用于调补，它还可治疗

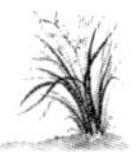

多汗、夜间烦躁不安等术后的常见症状。除补益外，还要增加通气、帮助消化的食物，如山楂、金橘、橘络等，以利于术后消化功能恢复。术后食疗目的是增加身体抗癌能力，辅助其他治疗以避免今后可能出现的复发或转移，可食用有补益和抗癌作用的食物。放疗后病人口唇干燥、疼痛，可多吃芦根、荸荠、海带、绿豆、墨鱼等菜肴。

7. 在放疗过程中，食疗应以开胃、增加食欲为主。饮食宜清淡、滋味鲜美、营养丰富。在放疗后期，常出现津液亏耗的情况，饮食中要增加养阴生津类的食物；放疗结束后会出现种种放射反应，食疗应尽可能设法减轻反应。远期应辅助其他治疗，以避免肿瘤的复发或转移。化疗最常见副作用是白细胞减少和消化功能紊乱，表现为恶心、呕吐、食欲减退等。白细胞减少食疗要以补益气血为主，如鸡、鸭血汤等，但应注意消化问题。胃纳减退，可用开胃、帮助消化食物。恶心、呕吐可酌用生姜，经常嚼食酱生姜可获得较好效果。舌苔厚腻时，可用生姜片轻擦舌苔。化疗结束时，除注意补益食物外，也要注意提高体质，防止转移或复发。

8. 晚期肿瘤患者的食疗特别重要。肿瘤本身可引起脂肪、蛋白质、碳水化合物、维生素及无机盐等的代谢失常，一些患者还会出现味觉改变而导致厌恶肉类，由于病情变化经常出现食欲减退、摄食困难及进食过少，营养不良是恶性肿瘤必然出现的后果。因此，饮食治疗过程中，在能够消化吸收的情况下，选用各类食物，尽量鼓励患者进食，食用各类食物，以保证足够的营养素供给。

有些食物可能具有一定的抗癌效果，癌症早、中期患者，作为辅助治疗食物，晚期作为食疗方法，都较合适。它们是：香菇、蘑菇、木耳、芦笋、花椰菜、菜花、芹菜、海带、海藻、海参、茶叶、萝卜、葱、蒜、牛奶、卷心菜、南瓜、刀豆、豆芽、四季豆、豌豆、莴笋、茄子、胡萝卜、白萝卜、黄花菜、菠菜、番茄、紫菜、苹果、杏仁、大枣、猕猴桃、无花果、红薯、魔芋、薏苡仁、泥鳅、鱼、家禽肉、酸奶等。

患者可根据具体情况选择下列食疗药物和药膳复方服食。

（1）煮草菇猴头　鲜草菇60克，鲜猴头菇60克，切片；将食油煎热，加盐少许，放入二者，炒后加水煮熟食。本方主要用于消化道肿瘤。

（2）猴头白花蛇舌草汤　猴头菇60克，白花蛇舌草60克，藤梨根60克，加水煎汤服。用于胃癌、食道癌、贲门癌和肝癌等。

（3）薏苡菱角半枝莲汤　薏苡仁30克，菱角30克，半枝莲30克，加水煎汤，1日分2次服，长期服用。可用于胃癌、宫颈癌等。

（4）苡仁粥　生苡仁20克，糯米或粳米30克，白糖半匙。将苡仁和米一起倒入小锅内，加冷水约1000毫升，中火煮约半小时，离火。每日1次，作早餐或点心吃。常食此粥对于预防胃溃疡癌变甚为理想；对于已发肠胃癌，经手术切除者，食之也能减少复发的机会。

（5）箬竹叶茶　干箬竹叶15克，开水冲泡大半杯，加盖，五分钟后可饮。箬竹叶含有多糖体物质，因此有广泛的防癌解毒作用。

（6）紫草绿豆汤　紫草15克，绿豆30克，白糖1匙。先煎紫草，用紫草头汁煎绿豆，小火烧开后约3分钟，至绿豆尚未开花时离火，滤出汤液，留下绿豆，并略留余汁。再将紫草二汁倒入绿豆锅内，将绿豆烧烂，若水不足可再加水。约剩汁500毫升时离火。

（7）乌龟解郁汤　乌龟1只，柴胡9克，桃仁9克，白术15克，白花蛇舌草30克。将乌龟治净，其他药物煎汤去渣，入乌龟炖熟后，吃龟喝汤。2～3天1剂，常服。本方可用作鼻咽癌的辅助食疗方。

（8）鱼鳔田七方　黄花鱼鳔适量，三七末3克，黄酒适量。黄花鱼鳔用香油炸脆，压碎为末，每次5克，与三七末一同用黄酒冲服。每天1剂，连服15～20剂为1疗程。本方可用于食道癌患者之血瘀内结型。

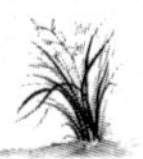

从预防癌症复发与转移看提高患者生存期

据我国资料显示：目前我国肿瘤术后1年复发率达60%，死于肿瘤复发和转移的患者超过80%。

癌症复发是指原发癌经治疗消退后，在原发癌所在的器官上又长出新的同样的癌瘤。

如何才能预防癌症复发?

首先，肿瘤的治疗应力求彻底。早期肿瘤采用根治性手术、合理的放化疗、有计划的综合治疗等完全可以防止复发。尽管肿瘤的治疗技术越来越先进，但目前通过一次性或突击性治疗特别是对中、晚期肿瘤依然非常难做到绝对彻底，即非常难避免体内残存一些肿瘤细胞，所以在进行正规治疗之后，一定要跟着进行抗复发治疗。抗复发治疗的目的在于消灭治疗后残存的肿瘤细胞或抑制原来未能发现的肿瘤进一步发展。有的学者主张肿瘤经手术、放疗或大剂量化疗，临床症状消失后，还要坚持五年以上的抗复发治疗。一般是在原治愈的基础上每年四个疗程，每次30～40天的化疗。至于具体的抗复发治疗，应视患者、病种等实际情况，在医生的指导下进行。

其次，消除或避免促使肿瘤复发的各种因素，积极治疗与肿瘤相关的慢性疾病。前面提到的造成肿瘤的各种理化因素及生物致癌因素仍可诱使肿瘤复发，所以应尽可能消除和避免。对于一些内在因素也应特别注意。如患过乳腺癌的育龄妇女需绝对避孕，免得妊娠促使乳腺癌复发。所有肿瘤患者都应该注意保持心情愉快，精神放松，避免长期、过度的精神紧张和不良刺激。某些慢性病的存在会降低机体的免疫功能，影响患者局部或全身的功能状态，并有可能诱使肿瘤复发，所以应给予积极治疗。

再次，加强身体素质锻炼，提高机体免疫功能及抗病能力，也是有效预防肿瘤复发的重要环节。在肿瘤治愈后的康复过程中，应根据实际情况，开展一些适合患者的锻炼运动，如气功、慢跑、太极拳等。其作用在于增进患者全身功能的恢复，调动全身积极因素，增强抗病能力，减少肿瘤复发的机会。

最后，要重视进行定期或经常复查。这是预防复发失败后最重要的补救措施，也是所有肿瘤患者治愈后应注意的一点。复查包括患者的自我检查和医院的定期检查。患者自查主要是注意观察原来的病灶部位及其附近有无新生肿物、破溃、结节等表现，有无新的疼痛感觉。除此以外，还要注意全身变化，有无渐渐加重的乏力、食欲不振、贫血、体重减轻等表现，一旦出现上述情况应及时去医院检查。尽管复发的肿瘤比原发的肿瘤在治疗上更为困难，但只要做到早发现、早诊断、早治疗，复发肿瘤也是可以治愈的。

复发治疗方法，以现代医学而言，如果癌症在局部复发，病灶是孤立的，可以给予放射根治，或手术根治加术后放疗。

癌症转移是指肿瘤细胞从原发部位通过一定的途径带到它处继续生长，形成与原发部位肿瘤相同类型的肿瘤，这个过程称之转移，所形成的肿瘤即为转移瘤或转移癌。转移是恶性肿瘤的特征。

一般来说，癌细胞进行转移会分为几个阶段：第一个阶段称为侵犯，这个阶段中癌上皮细胞会松开癌细胞之间的连接，使得癌细胞“重获自由”而能移动到其他地方。第二个阶段称为内渗，癌细胞穿过血管或淋巴管的内皮进入循环系统。第三阶段称为外渗，在这个阶段当中，经过循环系统之旅洗礼的“幸存者”，会穿过微血管的内皮细胞到达其他的组织。最后的阶段就是这些新大陆“移民”癌细胞，在其他组织当中繁衍茁壮形成转移的恶性肿瘤。

癌细胞之所以能进行转移，可能是因为唤醒身体中沉睡已久，负责胚胎早期形态发育的基因，从而启动相关的程序，因此获得转

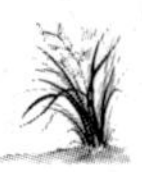

移的可怕能力。

未来在临床上也许能开发出药物以抑制 Twist 这类基因的表现，避免肿瘤转移；又或者可以藉由筛检这些基因，早期发现肿瘤未来的走向，并给予适当的治疗。也许以后癌症不再是那么令人可怕的洪水猛兽，而会变成另一种慢性病。

经证实，癌症转移的途径共有 4 条，它们是：

1. 局部扩散。癌细胞不断浸润周围组织，称为恶性肿瘤直接蔓延。

2. 淋巴管渗透。由局部淋巴管向整段淋巴管转移。淋巴转移一般最早，因此进行肿瘤切除时，要进行淋巴结清扫；放疗除了照射原发肿瘤病灶外，还要照射周围淋巴结。淋巴系统遍布周身，是癌细胞转移的理想及首选通道。淋巴转移往往由近及远，如乳腺癌首先转移到同侧腋窝淋巴结，之后转移到锁骨上、下淋巴结，甚至对侧腋窝淋巴结。

3. 血行转移。癌细胞随血流向血流丰富的组织器官。直接侵入血管或经淋巴管进入血管的癌细胞，会随血流到达其他部位如肺、脑、肝和骨等，这就是血行转移。常见于各种肉瘤、内分泌癌和未分化癌。最常见的转移部位是肺、脑、肝和骨。胃肠道癌常转移至肝和肺，乳腺癌、肾癌、骨肉瘤等常转移到肺，肺癌易转移至脑，前列腺癌易转移至骨。化疗就是为了避免癌细胞通过血行转移，而用药“沿途”消灭癌细胞。

4. 种植转移。癌细胞如果从肿瘤表面脱落，“掉”在胸腔、腹腔和脑脊髓腔等处，就会“生根发芽”。发生地一般在这些空腔的下部，如肋膈角、直肠膀胱窝、颅底等处。

四条转移途径中以淋巴管渗透和血行转移最多见，种植转移比较少见。

机体不同的组织对转移有不同的亲和性，肝、肺、骨髓、脑及肾上腺为常见的转移部位，而脾、肌肉等则很少出现转移。一般血行转移多在病情的后期发生，但肺癌、乳腺癌、肾癌、脑癌、前列腺癌及甲状腺癌等早期即可有血行转移。

常见的肿瘤转移部位是肺、肝、骨、脑等。转移癌并不一定是癌症的晚期，某些癌症的早期也可发生转移。

各脏器的转移癌来源不尽相同。肺转移癌的来源依次为乳腺癌、肝癌、恶性淋巴瘤、大肠癌、鼻咽癌、食管癌和宫颈癌。

肝转移癌一般来自乳腺癌、大肠癌、卵巢癌、恶性淋巴瘤、胃癌、肺癌、鼻咽癌、食管癌、宫颈癌。

肾上腺转移癌的主要来源依次为乳腺癌、胃癌、肺癌、大肠癌、卵巢癌、肝癌、鼻咽癌、食管癌。

肾脏的转移癌来源于大肠癌、霍奇金病、乳腺癌、肺癌、食管癌、鼻咽癌、宫颈癌。

转移癌细胞具有更活跃的运动性和更强大的耐药性，特别是具备丰富的新生血管而增殖速度极大加快，而且对免疫功能有更大的抗拒性，因此治疗转移癌难度较大，现代医学认为需采取多靶点、多导向的复合结构药物。如果是全身转移的病例应当用化疗药。全身转移中的骨转移，可以用放疗减轻疼痛，控制病灶；脑转移可以用放疗控制病灶，缓解症状；至于肝和肺的转移，放疗、化疗的效果都极差。中医认为，肿瘤转移的发病机制复杂，属多系统、多组织、多器官受累，寒热交错，虚实夹杂，故抗转移治疗需以扶正培本法为基础，多种方法配合应用，适当根据患者痰、瘀、毒的不同表现或潜在可能，采取扶正培本法、活血化瘀法、清热解毒法、燥湿化湿利水法、软坚散结法和以毒攻毒法。

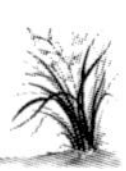

从诊断治疗癌症新成就看坚定抗癌信心

中国王振义、陈竺获治癌创新奖

全美癌症研究基金会日前宣布，将第七届圣捷尔吉癌症研究创新成就奖授予中国工程院院士王振义和中国科学院院士陈竺，以表彰他们在急性早幼粒细胞白血病（APL）研究中取得的原创性成果及开发的全新疗法。

急性早幼粒细胞白血病曾被认为是最为凶险、病程发展迅速的白血病之一。王陈两位科学家将传统中药砷剂与西药结合起来用于治疗，使急性早幼粒细胞白血病患者的“五年无病生存率”从大约25％跃升至95％，如今这种联合疗法已成为急性早幼粒细胞白血病标准疗法。

本届奖项遴选委员会联合主席、美国福克斯蔡斯癌症治疗中心科学家贝亚特丽斯·明茨说，两位科学家“完全改变了急性早幼粒细胞白血病患者的医疗状况，他们联手取得的成果已经并将在未来继续拯救千千万万患者的生命”。

王振义现任上海交通大学医学院终身教授，是中国著名血栓和止血专家。卫生部原部长陈竺曾经是王振义的学生。

中国吴孟超肝癌切除手术成功率达到98.5％

吴孟超是中国科学院院士，中国肝脏外科的开拓者和创始人，2005年度国家最高科学技术奖获得者，国际肝癌研究的重要开拓者，肝脏外科事业的重要推动者。

胡锦涛主席对学习宣传吴孟超同志先进事迹曾作出重要指示，强调要大力宣传吴孟超院士的先进事迹和高尚医德，宣传他的爱党爱国爱民情怀。要把宣传优秀共产党员的先进事迹作为纪念中国共产党成立 90 周年活动的重要组成部分。

我国是肝癌高发国家。2005 年，全国乙肝病毒携带者多达 1.2 亿，40 多万人患有肝癌。上世纪 50 年代，我国还没有做过一例成功的肝脏外科手术，肝癌的防治研究更是一片空白。

吴孟超创立了我国肝脏外科的关键理论。1958 年，吴孟超与张晓华、胡宏楷组成“三人小组”，依靠独立自主的研究和探索，创造性地提出了肝脏结构“五叶四段”解剖学理论。从此，中国医生掌握了打开肝脏禁区的钥匙。1960 年，吴孟超主刀成功实施了我国第一例肝脏肿瘤切除手术，实现了中国外科在这一领域零的突破。

吴孟超创造了我国肝脏外科手术的经典方法。1963 年，吴孟超发明了“常温下间歇肝门阻断切肝法”，改变了西方沿用已久的传统技术，使肝脏手术成功率一下子提高到 90％以上。同年，成功实施了世界上第一例中肝叶肿瘤切除手术，闯进了肝脏手术“禁区中的禁区”，在肝脏外科史上树起了一个新的里程碑。时至今日，吴孟超已经做了 14000 多例肝脏手术，其中肝癌切除手术 9300 多例，成功率达到 98.5％。这一系列成就，使我国肝脏外科长期处于国际领先地位。

吴孟超推动了我国肝癌基础理论研究的创新发展。早在上世纪 80 年代，他就带领学生在基础理论研究领域开辟了新的战场，向肝癌的主动预防、早期发现和综合治疗进军。他带出了 260 多名研究生，开展了肝癌基础治疗一系列重大课题研究，他带领的团队先后在肝癌信号转导、免疫治疗、分子病理研究等方面，取得多项突破性成果。

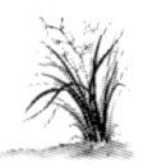

慢性感染成我国癌症的首要病因

在2012年9月8日于北京举行的第七届中国肿瘤学术大会上，中国医学科学院肿瘤医院流行病学研究室主任乔友林教授首次公开中国医学科学院肿瘤医院联合国内外9家单位的学者，在世界卫生组织国际癌症研究署和中国医学科学院肿瘤研究所资助下完成的我国最新癌症危险因素的归因风险分析报告，并对此报告进行了解读。该报告首次系统评价了我国人群环境和行为危险因素对癌症发病和死亡的影响。

该研究显示，总体癌症死亡中的57.4%是可预防和避免的（男性为65.9%，女性为42.8%），显著高于全球35%的平均水平。人群中29.4%的癌症死亡归因于慢性感染，最常见的感染致癌因子是幽门螺杆菌、乙型/丙型肝炎病毒和人乳头瘤病毒。人群中23%的癌症死亡归因于吸烟（男性约为33%，女性约为5%），在非吸烟女性中，11%的肺癌死亡归因于被动吸烟。水果和蔬菜摄入不足可分别导致13%和36%的癌症死亡。饮酒、职业性致癌因素暴露、超重和肥胖及体力活动缺乏分别占癌症死亡原因的4.4%、2.7%和0.3%。

中国何裕民提出“零毒抑瘤”、与癌“和平”共处论

上海中医药大学教授何裕民经过30余年研究提出，癌症只是慢性病，可以与癌“和平”共处，不能只仰仗手术、化放疗等“战争”模式来解决所有的癌症问题。治疗癌症不是纯医疗技术问题，而更多的是生活态度问题。他主张中西医结合，以中医“零毒抑瘤”方法助力各个阶段的癌症治疗。

中国陈海泉课题组发明检测非小细胞肺癌新技术

复旦大学附属肿瘤医院陈海泉教授领衔的课题组经过3年多临床攻关，发明“实时定量的ALK融合基因检测”新技术。该技术所

需设备简单，能在短时间准确地诊断非小细胞肺癌，且被检者花钱少。陈海泉教授因此被美国胸科医师学院授予“阿尔弗雷德·索弗研究奖”。

中国揭开乙肝癌变关键风险基因

为什么有的乙肝患者会发生癌变，有的却不会？一项由复旦大学科研人员领衔完成的科研成果揭开了谜底：人的 STAT4 和 HLA-DQ 基因是乙肝患者罹患肝癌的关键易感基因。国际顶级学术期刊《自然·遗传学》不久前在线发表了这一重大发现。该科研成果被认为“为控制乙肝癌变、降低肝癌发病风险以及最终战胜肝癌的研究指出了新的‘战略方向’”。

论文第一作者、复旦大学遗传所蒋德科博士表示，利用这一研究成果，可以开发肝癌的基因预警试剂，筛查肝癌的易感人群，从而提前对易感人群进行相应的综合干预和预防。

STAT4 基因位于人的 2 号染色体，可能在抗病毒、抗肿瘤和免疫应答中发挥重要的“预警”作用。

中国胃癌治疗进入靶向时代

2012 年 8 月，在我国已上市 10 年的赫赛汀（曲妥珠单抗）经批准，可以联合卡培他滨或 5-氟尿嘧啶和顺铂，用于既往未接受过针对转移性疾病治疗的 HER2 阳性转移性胃腺癌或胃食管交界腺癌，从而改写了我国治疗胃癌没有靶向药物的历史。

中国人群被发现两个新前列腺癌易位点

第二军医大学、复旦大学等 40 多家机构的科研人员在 4484 例前列腺癌病例和 8943 位对照者中，新发现了两个前列腺癌风险相关位点，分别定位在染色体 29q31.2 和 19q13.4 上。专家认为，该研究成果推动了对前列腺癌发生发展机制的认识，同时也为前列腺癌

 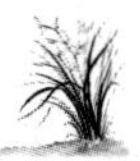

的预防和治疗提供了潜在的靶点。国际顶级学术刊物《自然·遗传学》日前发表了相关论文。

中国发现预测胃癌患者生存期指标

由第三军医大学邹全明指导完成的研究发现，胃癌患者瘤内Tc17细胞频率（Tc17细胞占CD8阳性T细胞的百分率）越高，胃癌患者生存期越短，预后越差。此项研究被美国《胃肠病学》杂志作为封面文章刊发。

中国推举中西医结合治疗肝癌

肝癌治疗是世界性难题。在2012年首届全国中西医肝胆肿瘤医学论坛上，中西医专家力推中西医结合治疗肝癌。

中国科学院院士、第二军医大学东方肝胆医院院长吴孟超说："就肿瘤治疗来讲，中医更加注重整体治疗，中西医两者结合，更能取长补短。""中医要贯穿到肝癌防治的全过程，而且越早介入效果越好。中医药的优势在于预防肿瘤发生、减少复发、减轻痛苦、提高生存质量、延长生存期等方面。"

复旦大学肿瘤医院中西医结合科主任刘鲁明说：在"十一五"期间，全国肝癌中医协作组一共有14个单位开展了循证医学研究。协作组对585例原发性肝癌病例3年多的研究，得出的结论是，中医药治疗组、中医药联合微创治疗组均比中西医结合手术组明显延长患者的生存期，能缓解临床症状，提高生活质量。

2011年至2012年度中国肿瘤放疗十大进展

随着放疗精度的日益提高，放疗在肿瘤治疗中的作用越来越大，世界卫生组织统计，治愈患者中的近一半应归功于放疗。由北京抗癌协会肿瘤放疗专业委员会、北京医学会放疗专业委员会、北京医师协会放疗专家委员会组织的"2012全球肿瘤放疗进展论坛"在北京大学肿瘤医院举办，三大肿瘤放疗专业委员会联合推出 2011 年至 2012 年度中国肿瘤放疗十大进展。

进展一：新显像剂能预测头颈肿瘤的放疗疗效。（由山东省肿瘤医院放疗科胡曼、于金明等研究发现）

进展二：头颈部鳞癌术前放疗和术前同步放化疗疗效类似。（由北京协和医学院肿瘤医院放疗科易俊林、高黎等研究发现）

进展三：表皮生长因子基因突变可预测局部晚期肺鳞癌同步放化疗疗效。（由北京大学肿瘤医院放疗科朱广迎等研究发现）

进展四：局限期小细胞肺癌可适当缩小照射范围。（由中山大学肿瘤防治中心胡晓、陈明等研究发现）

进展五：特罗凯能提高脑转移肺腺癌患者的疗效。（由天津肿瘤医院庄洪卿、袁智勇等研究发现）

进展六：食管癌放疗范围不宜过大。（由河北医科大学第四医院放疗科乔学英、李明等研究发现）

进展七：磁共振有助于确定鼻咽 NK/T 淋巴瘤的照射范围。（由北京协和医学院肿瘤医院放疗科吴润叶、李晔雄等研究发现）

进展八：NK/T 淋巴瘤的放疗疗效较好。（由复旦大学上海肿瘤医院沈倩雯研究发现）

进展九：术后放疗能提高年轻乳癌患者手术疗效。（由复旦大学上海肿瘤医院汤立晨、陈佳艺等研究发现）

进展十：保乳术后放疗可缩短疗程。（由中国医学科学院肿瘤医院彭冉、王叔莲等研究发现）

厦门大学一项最新研究为癌症治疗提供了新的思路和途径

厦门大学一项最新研究表明，人体细胞内一种名为 Axin 的蛋白分子，可以控制一种名为 p53 的抑癌基因的活性，从而决定是阻止癌细胞分裂，还是加速癌细胞繁殖。这一发现可能为癌症治疗提供新的思路和途径。

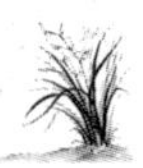

由厦门大学生命科学学院院长林圣彩教授率领课题组研究出的这一最新成果，刊登在国际著名学术期刊《自然·细胞生物学》（Nature Cell Biology）上。该期刊系英国《自然》杂志的子刊，被认为是细胞生物学领域的顶尖杂志。林圣彩教授是细胞生物学与肿瘤细胞工程教育部重点实验室和福建省肿瘤生物学重点实验室的主任，他领导的课题组长期致力于肿瘤细胞生物学的研究，并独家发现了 Axin 和 p53 之间的关系。

p53 是目前人类发现的一种最主要的抑癌基因，超过一半的肿瘤的发生都与 p53 的基因突变有关。这项最新研究的课题组成员、厦门大学生命科学学院副教授李勤喜说："p53 就相当于一名'分子警察'，在不同的外界刺激下，启动不同的程序。即当 DNA 受到不可修复的损伤时，p53 通过启动让细胞凋亡的程序，使细胞进行死亡；当 DNA 所受到的损伤比较弱时，p53 便启动细胞周期阻滞程序，阻止细胞分裂，再对受损 DNA 进行修复，从而防止有缺陷的遗传物质传递到子代细胞。"

但一直困扰科学家们的一个问题是，这名"警察"为什么能够感受到外界不同的刺激从而启动不同的程序呢？林圣彩课题组经过多年的研究发现，细胞内一种名为 Axin 的抑癌因子和 p53 的活动机理有着密切的关系，它可以通过控制 p53 活性的临界值来决定 p53 启动何种程序，从而让细胞有不同的"未来"。

具体来说，Axin 通过形成不同的多蛋白复合体来控制 p53 的作用方式：在致死剂量（强烈刺激）诱发的基因损伤下，Axin 与 p53、HIPK2（p53 上游的一个激酶）、Tip60 结合成一种蛋白复合体，在这种复合体中 Axin 可以最大程度地激活 p53 诱导细胞死亡的功能；而在亚致死剂量（弱刺激）的基因损伤下，Axin 则与他们结合成另外一种蛋白复合体，在这种复合体中，p53 诱导细胞死亡的功能被抑制，细胞周期阻滞程序被激活。

李勤喜教授说："癌变细胞内的 Axin 蛋白分子可能发生了突变，

功能出现紊乱，不能正常控制 p53，导致癌细胞加速繁殖。明白了这个机理，也许在未来的某一天，我们能将正常的 Axin 蛋白分子导入癌症患者体内，使其恢复调节控制功能，这对于癌症治疗将有着重大意义。”

美国用纳米细胞治疗癌症

美国麻省理工学院生物工程研究小组成功开发出一种治疗癌症的新方法，这种方法的工作原理类似于间谍机构的工作。研究人员将“纳米细胞”伪装成一种无害细胞，然后偷偷穿过人体的免疫系统，进入肿瘤内部并在其壁面上投放双倍剂量的毒素。“纳米细胞”首先会关闭肿瘤血管系统，然后打开一个含有杀死癌细胞药物的包裹。关闭肿瘤血管系统能使“纳米细胞”（释放的毒素）被有效吸收。

“纳米细胞”可能会在癌症治疗上富有成效，它杀死患病细胞，不会伤害人体健康。该治疗方法将大大减少病人脱发、虚弱、呕吐和易受感染的机会。

“纳米细胞”直径大约为 200 纳米，这使得“纳米细胞”很容易就能溜入漏洞百出的肿瘤内部。一旦进入肿瘤内部，在约 30 小时的时间内，“纳米细胞”外层会自动释放一种能彻底摧毁肿瘤血管的药物。当“纳米细胞”外层脱落后，里层就会露出来。肿瘤自身产生的酶将内层破坏之后，内层泡就会释放一个毒素包裹，毒素将不断向癌症细胞渗透，渗透时间达 15 天以上。药物不会对邻近的健康细胞造成损害，因为肿瘤不再有任何血管，毒素不可能在其壁面以外传输。

在实验室进行的实验，该技术使患癌老鼠存活了 65 天。而采用目前的常规治疗方法，这些老鼠只能存活 28 天。

虽然这种治疗方法应用于人类治疗可能还需要数年时间，但是该方法已为人们展示了一种全新的方法，即综合各种药物用于疾病

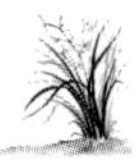

治疗。麻省理工学院生物工程研究小组领头人、生物学工程教授拉姆·萨西色克哈兰和他的研究小组正与医疗界和美国食品及药物管理局进行合作，进行后续实验。

美国研究发现慢跑、游泳能防癌

虽然总有人认为，经济、工业越发达的国家，癌症的发病率和死亡率就越高。可美国的实践经验颠覆了这一理论。

根据美国癌症协会的报告，美国新发癌症患者人数和死亡率已出现了稳步下降，特别是和生活方式相关的大肠癌、乳腺癌、皮肤癌，更是如此。这和美国人近年来少吃了很多高脂肪、高热量食物，戒烟，不再滥服雌激素，减少暴晒等密切相关。但最让美国专家感到最管用的还是运动，甚至他们还把这一发现列为了2009年“十大医学突破”之一。

运动可以防癌主要是因为：一是运动可以减少肠胃内食物的传送时间，这样会使食物内致癌物质被吸收的时间减少，可以有效预防肠癌等胃肠道肿瘤；二是调节体内激素分泌水平，可以预防乳腺癌等和激素水平相关的癌症；三是调节免疫系统，健康的免疫系统是预防癌症最重要的部分。现在美国很多人都会每天动上30分钟。

至于最好的运动处方，美国运动学会专家认为，慢跑、骑自行车、游泳等有氧运动最为合适。每周运动3～5次，每次约30分钟就可以了。运动的强度应控制在运动时心率不超过最大心率的70％，不低于最大心率的50％。

专家称：人类有望从中草药中获得更多的抗癌药物

在一些植物来源的抗癌药被陆续发现并成为商品后，科学家目前正在中草药中寻找疗效好、毒副作用小的抗癌新药。

据新华网消息，癌症药物研究专家、美国中药研究中心教授徐任生在广西南宁市举行的国际药物化学、新药开发学术研讨会上说，近年来抗癌药物的筛选技术有了很大改进，促进了植物来源抗癌新药的研究，而中国丰富的药用植物正为开发抗癌新药提供了独特的来源。

“从植物中探索抗癌新药已是科学家们热衷的研究方向，因为迄今为止也只有从天然产物中才能找到如此结构新颖和作用独特的化合物”，他说。

徐任生认为，目前在临床应用的抗癌药物已有相当数量且新药不断出现，但疗效好、毒副作用小、不产生交叉耐药性，特别是治疗对人类生命威胁更大的实体肿瘤，如肺癌、前列腺癌、胰腺癌、脑癌、卵巢癌等疾病的药物仍然不多，与根治癌症的目标相差甚远。中国以中草药治病的历史悠久，药用植物品种多，从这些植物中开发抗癌新药的前景十分看好。

据介绍，到目前为止，科学家已经从中国药用植物中研究开发了一些抗癌新药并上市，如紫杉醇类、喜树碱类、鬼臼毒素类衍生物、雷公藤内酯醇类化合物等抗癌药。

此外，科学家还从人参、温郁金、薏苡仁、大蒜等中药中开发了多种抗癌药。而以三七、灵芝、甘草、黄芩、冬凌草、菊花、大青叶等中药及美国一种草药为主要提取物的一种抗癌药，近年已制成胶囊作为营养辅助剂上市。

法国以造血干细胞移植改善癌症治疗效果

法国国家科研中心研究人员最近开发出一种改善癌症治疗效果的新方法，其关键之处在于增强免疫细胞的抗癌能力。

这项研究由法国科研中心和居里大学等机构共同完成。研究人员在《科学转化医学》杂志中报告说，大部分与骨髓或血液有关的癌症，都能通过更换骨髓等方法进行有效治疗，这种方法目前被人统称为“造血干细胞移植”，其捐献者既可以是患者的亲属，也可以是毫无血缘关系的志愿者。

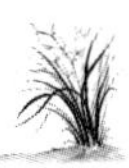

据介绍，这种方法之所以有效，一方面是因为更换了发生病变的骨髓，另一方面是因为医生向病人体内注入了来自同一位捐赠者的免疫细胞，也就是淋巴细胞。移植手术后，有的患者就此痊愈，但有的患者癌细胞却发生了扩散。对此，法国研究人员开发了一种新疗法：对捐赠者的免疫细胞进行处理，将其中一些抑制抗癌细胞活性的“害群之马”清除出去，以增强整体的抗癌能力。

为验证这种疗法的可靠性，研究人员对17名癌症患者进行了临床试验，其中三分之一的病人病情有所改善。

加拿大一项最新研究表明，每天喝啤酒能增加罹患多种癌症的风险

加拿大蒙特利尔麦吉尔大学的研究人员对年龄在35岁至70岁将近3600名男士进行了调查，发现每天至少喝一杯啤酒的男人患癌症的几率要大大高过那些偶尔饮酒或滴酒不沾的人。研究人员贝内代蒂博士说：“结果十分令人震惊。酗酒者患食道癌、胃癌、结肠癌、肝癌、胰腺癌、肺癌和前列腺癌的几率大大增加，其中患食道癌和肝癌的几率最高。”上述研究结果发表在《癌症检查和控制》杂志上。研究认为，一般情况下人们罹患癌症的几率和本人一生的酒精摄入量有关。

国际研究小组开发出低辐射乳腺癌检测法

一个国际研究小组2012年10月23日发表声明说，及早诊断女性乳腺癌至关重要，但由于一些被腺体挡住的小肿瘤很难通过X射线投影成像发现，目前乳腺癌筛查错误率可达20%。声明还指出，传统的CT（X射线断层扫描）检测虽可呈现较清晰的三维图像，但其辐射量可能对乳腺造成损害。新开发的三维X射线检测法，不仅可将三维图像的清晰度提高到CT检测的两至三倍，还可使辐射量减少到传统检测法的1/25。

世界卫生组织：长期接触砷能引发癌症

世界卫生组织2013年1月2日在日内瓦发布一份文件指出，砷中毒可引发癌症等严重疾病。

世界卫生组织称，砷存在于空气、水和土壤中，以有机和无机两种形式存在，无机砷毒性较大。砷作为合金添加剂被广泛应用于玻璃加工、印染、纺织、造纸等生产中。

世界卫生组织强调，饮用和食用被砷污染的水和食物、吸烟都可能会摄入砷，若人体接触被砷污染的工业用水、农业灌溉用水等，也可能会受到危害。

世界卫生组织指出，含有砷的地下水会对公众健康造成极大威胁。世界卫生组织建议，在砷中毒高风险地区，应帮助公众进一步了解砷中毒的危害，让他们尽可能用砷含量较低的雨水和地表水取代砷含量较高的地下水作为饮用水。

急性砷中毒症状有呕吐、腹痛、腹泻、神经麻痹、肌肉抽筋等。长期接触砷，能引发皮肤癌、膀胱癌和肺癌等。

宫颈癌最有可能成为被消灭的癌症

每年，全球有52.9万新发宫颈癌病例，约有20万人死于宫颈癌，其中90%以上来自发展中国家。在中国，每年大约有7.5万宫颈癌新发病例。

往前30年，科学家们普遍以为，这种最常见的女性生殖道恶性肿瘤病因是疱疹病毒。德国医学家哈拉尔德·楚尔·豪森教授在改换了对癌症病毒的研究方法后证实，疱疹病毒其实只是一种伴随现象，本身并不致病。而几乎所有的宫颈癌都与HPV（人类乳头瘤病毒）感染相关。两年后，楚尔·豪森因为发现宫颈癌成因，获得了诺贝尔医学奖，这一发现让宫颈癌成为世界卫生组织眼中最有可能被消灭的癌症。

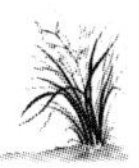

如今在100多个国家与地区上市的“宫颈癌疫苗”真正的名称是HPV疫苗。它能预防HPV病毒的感染，对七成的宫颈癌有着预防效果。2006年，默沙东公司生产的HPV疫苗“佳达修”（Gardasil）通过优先审批在美国上市。这款疫苗能预防由HPV6、11、16、18所引发的宫颈癌、阴道癌、肛门癌等疾病。葛兰素史克公司也生产了针对HPV16、18型病毒的疫苗“卉妍康”（Cervarix）。疫苗要注射3次，历时大半年。

英国用转基因疱疹病毒治疗癌症

每年英国有多达8000人患上包括口癌、舌癌和喉癌在内的头颈部癌。

英国医生使用转基因疱疹病毒成功治疗了头颈部癌。此外，研究还发现，将放射疗法和化学疗法结合起来治疗癌症比只使用一种疗法效果好。

科学家对这种常见的病毒进行了基因改良以使得它能在癌细胞而不是健康细胞里繁殖，然后爆炸杀死癌细胞，且不会让患者感染疱疹。研究者凯文·哈灵顿说：“这种病毒已经过基因改良，因此它再不会引起疱疹。通常让病毒藏在身体中之后爆发，也称潜伏感染的基因得到分离，因此病毒不会再爆发。”

医生把这种病毒注入17位淋巴结癌患者的体内。这些患者还接受了放射疗法和化学疗法。其中，93%的人在皇家马斯登医院切除肿瘤后未显示癌症迹象。13位接受高剂量病毒治疗的患者中只有2位2年后癌症复发。该研究报告发表在《临床癌症研究》杂志上。

哈灵顿说：“通常，接受标准化学疗法和放射疗法的35%～55%的患者在两年之内疾病复发，因此，这些结论非常有用。但这是非随机性的小型试验，基本上是安全测试，因此，得出这种疗法比标准疗法效果好的结论还为时过早。但是，与之前的研究数据相比似乎效果明显。因此，我们已经决定进行一次规模更大的试验，将这种新疗法和当前的标准疗法进行比较。”

日本通过免疫细胞增殖治疗癌症

日本科研人员开发出一种通过免疫细胞增殖来治疗癌症的新方法。这种方法和抗癌药物并用，可有效杀灭癌细胞。

据《日经产业新闻》报道，日本产业技术综合研究所和北海道大学一家风险企业的研究人员，把目光集中于攻击癌细胞的主要免疫细胞“TH1”。由于人罹患癌症后，体内这种细胞的数量减少，研究人员因而推断如果人工使“TH1”增殖，增强机体免疫功能，对治疗癌症可能会大有帮助。

研究人员从血液中提取“TH1”细胞，并添加能促进其增殖的蛋白质等，两三周之后发现“TH1”细胞增殖了上百倍。在动物实验中，研究人员先把癌细胞移植到实验鼠腹部，然后给它们注射经培育增殖的“TH1”细胞，并同时使用抗癌药物，结果癌细胞很快消失。而对照组的实验鼠只接受抗癌药物治疗，体内癌细胞仍然存活，30 至 50 天后这些实验鼠全部死于癌症。

据悉，研究人员计划改进培养方法，使“TH1”细胞发挥作用的时间从目前的 4 小时延长到 48 小时，并计划开展临床研究。

此外，还有一些目前尚处于实验阶段的新疗法，其中一些似乎将来可以用来治疗多种癌症，以及用来消灭某些类型的癌细胞。这些新疗法有：用各种方法刺激人体免疫系统去探测癌细胞，加以消灭；移植骨髓来治疗白血病；以升高体温来提高化学疗法和放射疗法的疗效（这种技术称为高温疗法）；采用各种新的给药方法来减少药物的副作用，同时提高药效。

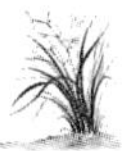

从治疗方案看帮助癌症患者只选对的不选贵的

癌症患者和其家属出于生存，有的人只要听说某人会治、某药能治、某种方法可治，即便倾家荡产也要去求治，甚至认为价格越贵的药越好。

例如，在用药上，有人听说某国家新开发的什么什么药（以下简称进口新药）治疗癌症效果好，不管花多少钱也要买。

进口新药质量确实不错，有些国内还不能生产，不菲的价格更为其增添了一份神秘感。然而，就国内现时的收入水平而言，许多进口抗癌新药是绝大多数病人难以问津的。

在与病人的接触中，经常能听到“我能用这样的药品就好了”的叹息，无奈之情溢于言表。其家人也往往因为无力给病人提供支持而感到内疚和遗憾。

其实，这是完全没有必要的。在世界范围内，在现有的人类认识水平上，现有的抗癌药物都做不到让病人全部药到病除。只要是被批准合法用于临床的，无论谁声称其科技含量多高，创新点多少，都存在有效率的问题。即一定数量的病人，一部分可能有效，一部分可能无效。新药和老药之间，贵药与便宜药之间，进口药与国产药之间，其实只是疗效的百分比或药物的副作用之间有所差别，有本质差别的并不多。至今尚未出现用了进口新药、贵药癌症就能治好；反之，则有治不好的病例。

另外一个重要的问题是，由于人和病的复杂性，药品和家电机械之类的产品有很大不同。一般而言，后者总是新产品性能更好，药物却常常不是如此。

新药在全面进入临床应用之前，其有效性和安全性虽已经过认真验证，但毕竟时间有限，用新药的病人数量又较少，总可能有些问题没有暴露出来，因而无法苛求医生在用药之前就做到完全胸中有数。随着临床应用经验的日积月累，可能发现不少新药的临床效果并不像刚上市时宣传得那么好，有些甚至还有严重的副作用。老药则不同，医生们对其脾气十分了解，应用起来得心应手，因此，某种程度上反而于病人有利。

还可以用个通俗的比喻，新药与老药，进口药与国产药，便宜药与贵药，就像不同级别的宾馆，基本作用都是让人睡好觉，但高档次与低档次宾馆对人的睡眠质量并无根本影响，只是在感觉上，至多在舒适程度上有所差别而已。病人大可不必因未用上新药、贵药、进口药而遗憾。当然，进口药通常效果稍好，副作用较小，经济承受力允许的病人不妨使用。在常用药物治疗失败的情况下，进口新药也可以给医生一种选择的余地。

又如，在就医上，有的患者听说器官移植法可以治愈癌症，就纠缠医生为他做移植手术。临床实践证明，器官移植法是治疗癌症的一种方法，但也须视病种、病情而定。以肝癌而言，肝移植术把癌灶连同肝脏"一窝端掉"，再换上一个正常或基本正常的肝脏，可谓是"斩草除根"，如果是癌症早期且肿瘤比较小的移植效果较理想，如果是癌症晚期不仅手术创伤大、并发症发生率高、日后多需终身治疗，而且像这样的患者一般只有 1 年左右的生存预期（不做移植可能是 3 个月），一部分可能活 2～3 年，个别病人可存活超过 5 年。还有费用高，如果一切顺利的话，大约需要数十万元。

由于每一种癌症有许多不同的特点，患者的年龄和身体状况亦各异，因此癌症患者就诊时首先应向医生咨询治疗上有哪些方法？每一种疗法的成功率如何？有哪些副作用？治疗后身体的各种功能如何？治疗会否影响外观？根据医生提供的种种情况，再选择适合本人病情的最佳治疗方案。

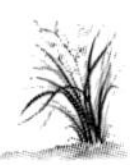

下面分别介绍现代医学和传统医药的几种治疗方式：

一、民族医药

我国各少数民族均积累了治疗癌症的方法。

以瑶医药而言，瑶医对癌症的认识、诊断方法和治疗理念已在“从传统医药看治癌方法多样性”作了详细论述，这里主要介绍覃氏瑶医在临床中常用的 7 个方剂。这 7 个抗肿瘤主方，系覃氏瑶医十几代人传承的经验方，在肿瘤的治疗中疗效确切，且无毒副作用。

1. 复方独角柏胶囊（瑶宝克癌灵 1 号胶囊）

【组成】救必应 20 克，溪黄草 15 克，翠云草 20 克，田基王 20 克，水杨梅 20 克，蛇不过 10 克，鱼腥草 10 克，全蝎 5 克，蜈蚣 3 条，三七 15 克，鸡内金 20 克，浙贝母 10 克，元胡 20 克。

【用法】口服。每日 3 次，每次 6～8 粒。30 天为一个疗程。

【功效】泄毒祛邪、化癥破积。

【主治】用于治疗肝癌、胃癌、胰腺癌、肠癌等恶性肿瘤。

【方解】复方独角柏胶囊，是根据覃氏瑶医祖传秘方及其多年临床经验而研制的成药，具有泄毒祛邪、化癥破积之功效。

瑶医对于恶病之病因病机，除重气滞、血瘀、湿热、痰浊之外，尤重“毒”邪，认为恶病不论正气强弱均以毒邪深陷久恋为主，危害人体迅烈，且不易祛除。肿瘤不论初期、晚期，均以邪实为本，邪气盛持续始终。初期证候轻浅时，毒邪便已根深蒂固，而至晚期，虽正气虚衰，但毒邪却炽盛不退。既然邪气炽盛自始至终存在，在疾病诊断治疗中就应遵循“邪去则正安，邪未去补之足以资寇”之古训，自始至终以祛毒除邪为重，故对于肝癌、胃癌、胰腺癌及大肠癌的治疗，瑶医主张以泄毒祛邪、化瘀消痞为治疗大法，药用微寒之鱼腥草，酸苦凉之蛇不过，甘淡凉之翠云草，味淡性平之水杨梅，苦甘凉之田基王以清热解毒，为君药。三七活血化瘀；元胡配伍苦寒之救必应、溪黄草以达散瘀定痛，为臣药。鸡内金、浙贝母

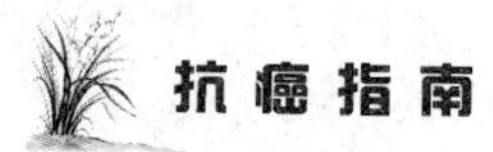

消痞、软坚、散结；邪气日久入络，故用全蝎、蜈蚣等虫类药以取搜剔之功，为佐药。上药配伍，共奏泄毒祛邪、化瘀、消痞之功。

2. 复方不出林胶囊

【组成】不出林15克，过塘藕10克，救必应20克，胖大海20克，鱼腥草25克，棕籽20克，醋制元胡15克，川贝母10克，天冬20克，全蝎5克，蜈蚣3条，龙葵15克。

【用法】每日3次，每次6～8粒　30天为一个疗程。

【功效】泄毒祛邪、祛痰软坚。

【主治】用于肺癌及转移后病变。

【方解】瑶医认为，肺癌的形成主要是由于毒邪痰瘀，脏腑功能失调所致。邪气犯肺，引起肺气宣降失司，气机不畅，肺不布津，津液积聚成痰。痰凝气滞则有碍血行，致使络脉瘀阻，进而痰气瘀血胶结，日久形成积块——肺癌。痰可致瘀，瘀也可致痰，形成恶性循环。痰瘀互结，积聚加重，结块增大，是本病的基本病理。起病本由邪毒犯肺引起，痰瘀结块以后，郁久必化热化毒。毒而瘀，瘀而毒，进一步损伤肺之气阴。所以本病到了后期，气阴受损，正气亦虚，更难抗御病邪，如此痰瘀热毒胶结难化，遂成痼疾。考虑到疾病发展过程中痰瘀胶结的状态，故用救必应、川贝母止咳化痰，配伍鱼腥草、龙葵、过塘藕利湿健脾以化痰；用不出林、棕籽、元胡、全蝎、蜈蚣以化瘀；考虑到病久化毒化热，药用鱼腥草、龙葵、过塘藕、胖大海以清热解毒，并以胖大海、天冬滋润肺阴。上药共用以求泄毒祛邪、化痰软坚之效。

3. 复方穿山虎胶囊（瑶宝克癌灵3号胶囊）

【组成】了哥王15克，山豆根15克，猫爪草10克，水牛角15克，全蝎5克，蜈蚣3克，穿山甲10克，三七5克，元胡10克，虎杖10克，半边莲10克，鱼腥草10克，夏枯草10克，鹿角10克，白花蛇舌草10克。

【用法】每日3次，每次4～6粒。

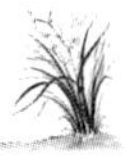

【功效】解毒祛瘀、散结化滞。

【主治】乳腺癌、乳腺纤维瘤、白血病、骨肉瘤及淋巴肉瘤。

【方解】复方穿山虎胶囊是由山豆根、了哥王、虎杖、半边莲、白花蛇舌草、全蝎、蜈蚣、猫爪草、鱼腥草、元胡、穿山甲、夏枯草、三七、鹿角、水牛角制成。肿瘤疾病中晚期本质为本虚标实，患者机体免疫机能均较正常人低下。而热毒（即火热温毒之邪）是形成肿瘤的重要原因之一，外感诸邪、七情内伤、脏腑功能失调都能在体内化热化火，血遇火热则凝结，津液遇火则煎熬成痰，气血痰浊易壅阻经络脏腑而发为肿瘤。而火为阳邪，易伤津、动血、灼阴、耗气。复方穿山虎胶囊（瑶宝克癌灵 3 号胶囊）是在长期的临床实践中形成的，具有清热解毒、利湿化痰、祛瘀散结之功。临床主治乳腺癌、乳腺纤维瘤、白血病、骨肉瘤及淋巴肉瘤，属热毒内蕴，痰结湿阻型。

方中山豆根，味苦性寒，归肺、胃经，有泻火解毒、利咽消肿之功，《本草纲目》言其“治疗腹胀喘满，痔痛”；《本草汇言》称其“善除肺胃郁热”。现代研究证明其具有显著的抗肿瘤作用。以之为君药，可直指病症的热毒瘀结，湿热聚集之病机。了哥王味苦辛性寒，有清热解毒、消肿散结止痛之功。虎杖味苦性寒，归肝、胆、肺经，具利胆退黄、清热解毒、活血化瘀、祛痰止咳之功效。水牛角、半边莲味甘淡性寒，归心、小肠、肺经，有清热解毒、利水消肿的功能。白花蛇舌草味苦、甘性寒，归胃、大肠、小肠经，有清热解毒、利湿通淋之功。全蝎、蜈蚣味辛，归肝经，有息风止痉、攻毒散结、通络止痛之功。上述药物现代药理研究发现，均有抗肿瘤作用，共为臣药，共用以助君药清热解毒、消肿散结之功。猫爪草味甘、辛，具散结消肿之功。鱼腥草味辛性寒，归肺经，有清热解毒、消痈排脓、利尿通淋之功。元胡味辛、苦，性温，归肝、脾、心经，有活血行气止痛之功。穿山甲味咸，性微寒，归肝、胃经，具有活血消癥、消肿排脓、通经下乳之功。夏枯草味苦、辛，性寒，归肝、胆经，清肝火、散郁结。鹿角味咸涩性温，具有温肾助阳、收敛止血之功。三七味甘、微苦性温，归肝、胃经，有化瘀止血、活血定痛之功。共为佐药，助君、臣药清热解毒、利湿止痛。全方共奏解毒祛瘀、散结化滞之功。

4. 复方救必应颗粒

【组方】金荞麦 20 克，山豆根 15 克，制白附子 10 克，山慈菇 10 克，白花蛇舌草 15 克，珍珠母 20 克，麦冬 20 克，瓜蒌 15 克，浙贝母 15 克，救必应 20 克，半枝莲 15 克，青蒿 20 克。

【用法】口服。一次 5～10 克，一日 3 次。

【功效】清热解毒、化瘀散结。

【主治】用于肺癌、脑癌、鼻咽癌、喉癌、甲状腺癌。

【方解】救必应为瑶医要药，味苦性寒，有清热解毒之功，善治痈毒肿痛之症。白花蛇舌草味苦甘，性寒，清热解毒，消肿利湿，多用于肿毒之症，现代研究证明具有抗肿瘤作用。用以上二味药为君直指诸肿瘤之病机。金荞麦味辛、涩，性凉，有清热解毒、排脓祛瘀之功，善治脓疡恶疮，现代研究证明具有抑制肿瘤的作用，《本草拾遗》称其“主痈疽恶疮毒肿”。山慈姑味甘微辛，性凉，有清热解毒、化痰散结之功，多用于治疗痈肿疔毒，痰核瘰疬之症。半枝莲味辛苦，性寒，有清热解毒化瘀之功，多用于痈疮肿毒，现代研究证明其有抗癌作用。山豆根味苦，性寒，有清热解毒、消肿利咽之功，用于治疗火毒蕴结，咽喉肿痛之症，现代研究证明有抗癌作用。以上四味药为臣药，可助君药清热解毒、散瘀祛痰。白附子味辛性温，有祛风痰、解毒散结之功，常用于治疗痰壅喉痹，痰核瘰疬之症。浙贝母，味苦性寒，有清热散结、化痰止咳之功，常用于痰火咳嗽，肺痈疮毒之症，《本草正要》言其治肺痈肺疡……最降痰气，《外科全生传》云其“专消痈疽毒痰”。珍珠母味咸性寒，有平肝潜阳、定惊明目之功，又能解毒生肌，既可治疗癫痫，又可治口舌生疮，咽喉溃腐，疮疡之症，《本草汇言》称其“解结毒，化恶

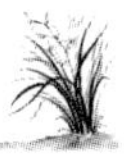

疮”。瓜蒌味甘微苦，性寒，有清热涤痰、宽胸散结之功，多用于肺热咳嗽，肺痈痰满等症，现代研究证明有抗癌作用。青蒿味苦、辛，性寒，清热解暑、除蒸截疟，多用于阴虚发热，湿热黄疸等症。以上五味，作为佐药，可补君臣药之未备。痰结由毒热所生，君臣药以清热解毒为主，但痰结不除则毒热亦难消除，所以用大量祛痰开结之药以佐助，以利病情痊愈。

5. 复方金锁匙颗粒

【组方】山豆根 15 克，白花蛇舌草 15 克，半边莲 15 克，虎杖 20 克，赤芍 20 克，茵陈 15 克，瓦楞子 20 克，浙贝母 15 克，青皮 15 克，垂盆草 15 克，壁虎 10 克。

【用法】口服。一次 10～20 克，一日 3 次，或遵医嘱。

【功效】清热解毒，利湿理气，化瘀散结。

【主治】用于治疗肝癌、胆管癌、胰腺癌、胃癌、食道癌、肠癌等。

【方解】山豆根，味苦性寒，有泻火解毒、利咽消肿等功效，常用于治疗咽喉肿痛，秃疮，痔疮疥癣，黄疸，热结，便秘等症。《本草纲目》言其“治疗腹胀喘满，五种痔痛”，《本草汇言》称其“善除肺胃郁热”。现代研究证明其具有显著的抗肿瘤作用，以之为君药，可直指病症的毒热瘀结，湿热聚集之病机。白花蛇舌草味苦、甘而性寒，有清热解毒之功，多用于肠痈，湿热黄疸等症，现代研究证明其有抗肿瘤作用。半边莲味辛性平，有清热解毒、利尿消肿之功，常用于腹大水肿痈肿疔疮等症。茵陈味苦、辛微寒，善清湿热退黄疸，常用于治疗湿热黄疸之症，现代研究证明具有消炎、保肝和抗肿瘤作用。虎杖，味微苦性微寒，有祛风利湿、散瘀定痛之功，可用于湿热黄疸，痈肿，疮毒，癥瘕等症，现代研究证明，具有抗肿瘤作用，还有升高血小板和白细胞的作用。垂盆草味甘淡而性凉，有清热解毒、利湿之功，多用于湿热黄疸，痈肿疮疡，肝胆诸症。以上五味为臣药，可助山豆根祛除湿热之毒邪蕴于中焦之病机，同时利湿热，散瘀结。青皮味苦、辛而性温，有疏肝破气、消积化滞之功，多用于除胸胁胀痛，食积腹痛之疾，现代研究证明有利胆作用。赤芍味苦性微寒，有清热凉血、散瘀止痛之功，多用于血热瘀滞之症，治疗癥瘕腹痛等，现代研究证明具有保肝和抗肿瘤作用。瓦楞子味甘咸而性平，有消痰化瘀、软坚散结、制酸止痛之效，多用于癥瘕痞块之症。浙贝母味苦性寒，有清热散结、化痰止咳之功，多用于治疗痈毒诸症。壁虎味咸性寒，有解毒散结、活血消肿之功，多用于治疗疔疮肿毒、癥瘕之症。以上五味共为佐使药，可助君臣药清热毒散瘀结，除气滞，化痰瘀，祛除由毒热瘀滞引发的兼有之症。

6. 复方扫把藤颗粒

【组方】制天南星 10 克，猫爪草 20 克，半枝莲 20 克，金沙藤 20 克，鱼腥草 30 克，大蓟 20 克，小蓟 20 克，紫花地丁 20 克，凤尾草 20 克，半边莲 20 克，蛇莓 20 克，壁虎 15 克。

【用法】口服。一次 5～10 克，一日 3 次，儿童酌减。

【功效】清热解毒，活血化瘀。

【主治】膀胱癌、肾癌、前列腺癌、子宫癌等。

【方解】金沙藤，味苦性寒，有清热解毒、利水通淋之功，为瑶医要药，热淋、石淋、血淋、膏淋、黄疸、湿热必用之品。以之为君药直指热毒之邪陷于下焦之核心病机。半枝莲味辛、苦性寒，有清热解毒、化瘀利尿之功，常用于疔疮肿毒，水肿黄疸之症，现代研究证明有抗癌作用。半边莲，味辛性平，有清热解毒、利尿消肿之功，多用于疮毒水肿之症。凤尾草，味淡微苦，性寒，有清热利湿、消肿解毒、凉血止血之功，主治淋浊，尿血，疔疮肿毒，带下等症，《植物名实图考》言其治五淋、止小便痛，《分类草药性》言其治一切热毒，消肿清火，治淋症，《闽南药物志》言其解热利水，消肿解毒。鱼腥草味辛微寒，有清热解毒、消痈排脓、利水通淋之功，可用于治疗肺痈、热淋、痈肿疮毒等症。以上四味作臣药，可

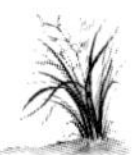

助君药清解下焦毒热瘀滞之病机。地丁性味苦、辛寒，有清热解毒、凉血消肿之功，为疮肿疔毒常用之品，《玉秋药解》言其行经散火、散肿消毒。蛇莓，味甘苦性寒，有清热解毒、凉血止血、散瘀消肿之功，瑶医多用于治疗热病，凡疖肿、崩漏、月事不调等，由热邪致病者均用之。猫爪草味甘辛，性温，有散结消肿之功，多用于痰结之症，如瘰疬等，现代临床用于治疗恶性淋巴癌、甲状腺、乳腺肿瘤。大蓟味甘苦性凉，有凉血止血、祛瘀消肿之功，多用于血症，诸如尿血、便血、崩漏疮毒痈肿均用之。小蓟味甘苦性凉，与大蓟功效相近，主治亦相同，二药共用可增强药力。壁虎味咸性寒，功能解毒散结、活血消肿、祛风镇静，可用于治疗肿毒疔疮、瘰疬、瘿瘤等。天南星，味苦、辛，性温，有散结消肿、燥湿化痰祛风止痉之功，可用于痰症、惊痫及痈肿之症。以上七味为佐药，以助君臣药解除由毒热瘀结下焦导致的各种兼杂病机及证候。

7. 复方穿破石颗粒

【组方】穿破石 15 克，青黛 15 克，元胡 20 克，水田七 10 克，制天南星 10 克，玄参 20 克，金银花 15 克，紫花地丁 20 克，救必应 15 克，龙葵 10 克，水牛角 15 克。

【用法】口服。一次 10～20 克，一日 3 次，或遵医嘱。

【功效】清热解毒，活血凉血，化痰散瘀。

【主治】用于治疗淋巴癌、甲状腺癌、肾上腺癌、骨癌、黑色素瘤。

【方解】救必应为瑶药，味苦性寒，清热解毒，其性能超过一般药物，《福建药物志》与《广西本草选编》均言其清热解毒、消肿止痛，善治疮肿疼痛诸疾。青黛味咸性寒，具清热解毒凉血之功，善治瘟毒发斑，血热痹痛诸疾，现代研究表明具有抗癌作用。以上二药为君，针对诸种肿瘤，毒结热盛之病机。金银花味甘性寒，清热解毒，凉散风热，善治肿毒热症，《医林纂要》称其为“疮家主药”。地丁味苦辛性寒，有清热解毒、凉血消肿之功，善治疮肿痈毒之症，

《本草纲目》云其“主治一切痈疽发背，疔肿瘰疬，无名肿毒，恶疮”。水牛角味苦性寒，有清热解毒凉血之功，用于温毒高热、发斑等症。龙葵味苦性寒，有清热解毒、活血消肿之功，善治痈肿疔疮之症。上述四味为臣药，可助君药解除热盛毒结。元胡味辛苦性温，善活血散瘀，行气止痛，主治气滞血瘀诸症，《日华子本草》言其除风治气，破癥癖。天南星性温味苦、辛，有燥湿化痰、祛风止惊、散结消肿之功，善治顽疾痈肿。穿破石，味甘淡微温，有补血祛风、舒筋活血之功，善治血脉不调，为瑶医要药，凡有血行结滞之症，均可用此药。水田七，性凉味甘、苦，有凉血散瘀、消肿止痛之功，常用于痰结痈毒之症。玄参，味甘、苦、咸性微寒，有解毒滋阴凉血之功，常用于温热发斑，痈肿疮毒之症。以上五味共为佐药，可用于各种肿痛及兼杂之症。

（一）对肝癌的治疗

瑶医认为，肝癌属于肝石病、肝积、癖黄等范畴，其主要病因病机为蓄毒不祛，饮食不节，疲劳过度，脾胃损伤，或情志抑郁，肝郁脾虚，瘀血停滞，毒邪内蕴，累结而成。

甲诊：指甲形状，可见肥厚甲、横纹甲、杵状指甲，指甲苍白伴有条文或横纹。

甲色：色青带黑。

目诊：白睛两点钟位置见黑点即血管末端的黑色瘀点，或与雾斑相兼出现。

治疗：

1. 盈亏不显期

症状：胸闷不舒，胁下痞块，痛引腰背，入夜更剧，烦躁易怒，腹胀腹满，身黄，目黄，口苦尿赤，舌苔黄厚，脉弦数。

病机：恶毒滞留，肝气凝聚。

治法：泄毒消瘤，舒肝散结。

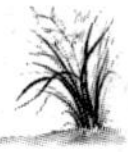

方药：

(1) 复方独角柏胶囊　用法：每次6粒，日三次，口服。

(2) 复方金锁匙颗粒　用法：每次1袋，日三次，口服。

(3) 肝癌饮液方（方用黄龙退壳、鬼箭羽、虎杖、蛇不过、野辣椒、石上柏、鸡骨草、红柏等）　用法：日1剂，水煎，分三次服。

(4) 消瘤止痛贴膏　用法：贴于肿瘤投影区，三天更换一次。

(5) 通络消肿酒　用法：擦于贴膏药或疼痛处。

2. 盈盛而亏不著期

症状：肝癌术后复发，肿瘤增大，病势加剧，发热汗出，心烦易怒，痞块巨大，胁肋刺痛，腹胀，身黄，咽干口苦，便干，尿赤，舌质红绛，苔薄黄，有瘀斑，脉弦数。

病机：癌毒扩散，气滞血瘀。

治法：泄毒祛瘀，化滞消瘤。

方药：

(1) 复方独角柏胶囊　用法：每次6粒，日三次，口服。

(2) 复方金锁匙颗粒　用法：每次1袋，日三次，口服。

(3) 肝癌饮液1号方［方用黄龙退壳、刺连、青蛙腿、蛇不过、翠云草、野菠萝、天衣（先煎）、水杨梅、叶下珠等］　用法：日1剂，水煎分三次服。

(4) 消瘤止痛贴膏　用法：贴于肿瘤投影区，三天更换一次

(5) 通络消肿酒　用法：擦于贴膏药或疼痛处。

3. 盈更盛而亏更著期

症状：腹胀，腹水，低热盗汗，腹痛，消瘦，恶心纳少，烦躁易怒，身黄目黄，便干尿赤，病势加剧，术后或介入后病情加重，有恶病质出现，舌质红苔腻，脉弦涩。

病机：癌瘤扩散，毒甚虚甚。

治法：泄毒消瘤，健脾利湿。

方药：

（1）复方独角柏胶囊　用法：每次6粒，日三次，口服。

（2）复方金锁匙颗粒　用法：每次1袋，日三次，口服。

（3）利水胶囊　用法：每次2～4粒，日三次，口服。

（4）肝癌饮液2号方（方用黄龙退壳、吊水莲、蛇不过、虎杖、水杨梅、葵扇子、龙葵、叶下珠、小田基王、蝼蛄等）　用法：日1剂，水煎，分三次服。

（5）消瘤止痛贴膏　用法：贴于肿瘤投影区，三天更换一次。

（6）通络消肿酒　用法：擦于贴膏药或疼痛处。

（二）对肺癌的治疗

瑶医认为，肺癌属于肺石病，病机系毒邪深陷，盈亏失衡，肺气机不利，宣降失司，气滞血瘀，津液不布，聚而为痰，痰瘀交结而成。

目诊：病变分布区在眼睛的9～10点钟和2～3点钟处，白睛血管呈螺旋状或者叶脉状改变，表明气滞血瘀，血流不畅，导致血络挣扎延伸，临床往往有刺痛灼热感。叶脉状分支表明严重瘀血，血液循环障碍。

甲诊：十指外观苍白、干枯、无光泽，意味肿瘤中晚期的可能，本病尤以大拇指和食指为著。如出现甲色（除外伤所致）青紫或表面凹凸不平，或出现片状、条索状黑褐色瘀斑，表明有气滞血瘀或肿瘤转移的可能。

治疗

1. 盈亏不显期

症状：咳嗽，咳血，胸痛，发热，胸闷气短，或咽干声哑，食欲减少，心烦少寐，二便尚可，舌红或暗红，苔黄，脉细数。

病机：毒热内蕴，痰浊阻肺。

治法：清热泄毒，祛痰消瘤。

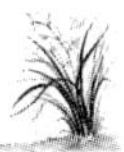

方药：

（1）复方不出林胶囊　用法：每日3次，每次6～8粒，早中晚饭后半小时口服。

（2）肺癌饮液方加味（方用鸟不站、少年红、不出林、大贝、青蛙腿、棕籽、海浮石、臭耳根、葵扇子）　用法：日1剂，水煎取450～500毫升，分3次服用，早、中、晚饭后半小时温服。

（3）复方珍珠莲颗粒　用法：每日3次，每次1包，早中晚饭后半小时与胶囊同服。

（4）消瘤止痛膏贴　用法：贴肿瘤区，3天更换一次。

（5）通络消肿酒　用法：外用涂患处。

2. 盈盛而亏不著期

症状：胸痛喘憋，持续发热，咳痰不爽，痰中带血，颈部、纵隔有淋巴结肿大，口干咽燥，食少纳差，心烦少寐，便秘尿黄赤，舌质暗，有瘀斑，脉弦数。

病机：邪毒扩散，毒热炽盛。

治法：除热泄毒，祛瘀消瘤。

方药：

（1）复方不出林胶囊　用法：每日3次，每次6～8粒，早中晚饭后半小时口服。

（2）肺癌饮液1号方（方用刺连、石上柏、救必应、青蒿、葵扇子、鸟不站、少年红、水牛角、大贝、海浮石、臭耳根、蛇胆）　用法：日1剂，水煎取450～500毫升，分3次服用，早、中、晚饭后半小时温服。

（3）复方珍珠莲颗粒　用法：每日3次，每次1包，早中晚饭后半小时与胶囊同时服。

（4）消瘤止痛贴膏　用法：贴肿瘤投影区，三天更换一次。

（5）通络消肿酒　用法：外用涂患处

3. 盈更盛而亏更著期

症状：胸闷，咳嗽气喘，纵隔淋巴肿大，胸水心包积液，颈面部水肿，咳嗽咳血，神疲乏力，面色㿠白，自汗或盗汗，食少大便不调，尿少（术后放、化疗后肿瘤转移），舌质暗红或绛，少苔或光剥无苔，脉沉细或细数。

病机：毒邪炽盛，正虚邪实。

治法：泄毒消瘤，攻补齐施。

方药：

（1）复方不出林胶囊　用法：每日 3 次，每次 6～8 粒，早中晚饭后半小时口服。

（2）肺癌饮液 2 号方（方用鸟不站、刺连、石上柏、葵扇子、少年红、葶苈子、猪苓、寮刁竹、龙葵、青蛙腿、臭耳根）　用法：日 1 剂，水煎取 450～500 毫升，分 3 次服用，早中晚饭后半小时温服。

（3）复方珍珠莲颗粒　用法：每日 3 次，每次 1 包，早中晚饭后半小时与胶囊同服。

（4）利水胶囊　用法：每日 3 次，每次 3～4 粒，早中晚饭后半小时与上药同服。

（5）消瘤止痛贴膏　用法：贴肿瘤投影部位，3 天更换一次。

（6）通络消肿酒　用法：外用涂患处。

（三）肺癌脑转移

症状：头痛头晕，恶心呕吐（呈喷射状），视力听力下降，咳嗽带血，喘憋，抽搐震颤，肢体活动障碍，偏瘫失语，烦躁易怒，夜寐差，甚至意识丧失，便秘或二便失禁，舌质瘀点少苔，脉弦细。

病机　毒瘀交结，上扰神明。

治法：泄毒消瘤，息风开结。

方药：

（1）复方不出林胶囊　用法：每日 3 次，每次 6～8 粒，早中晚

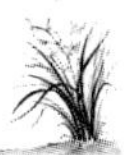

饭后半小时口服。

（2）肺癌脑转移饮液方（方用刺连、石上柏、葵扇子、鬼针草、僵蚕、石菖蒲、天南星、臭耳根、天占、咳嗽草） 用法：日 1 剂，水煎取 450～500 毫升，分 3 次早中晚饭后半小时温服。

（3）复方珍珠莲颗粒 用法：每日 3 次，每次 1 包，早中晚饭后半小时与胶囊同服。

（4）消瘤止痛贴膏 用法：外贴肿瘤投影区，3 天更换一次。

（5）通络消肿精酒 用法：多次涂患处。

（四）肺癌骨转移

症状：胸闷咳嗽，咳血，骨质破坏，转移部位体表隆起，疼痛剧烈，消瘦，身热口干，朝轻暮重，全身衰弱，食少纳差，夜寐差，便秘尿黄，舌质瘀斑，苔少或干黑，脉弦涩。

病机：毒邪炽盛，穿骨渗髓。

治法：泄毒消瘤，通络止痛。

方药：

（1）复方不出林胶囊 用法：每日 3 次，每次 6～8 粒，早中晚饭后半小时口服。

（2）肺癌骨转移饮液方（方用臭耳根、过江龙、鸟不站、大红钻、葵扇子、了哥王、咳嗽草、寒水石、两面针、小钻） 用法：日 1 剂，水煎取 450～500 毫升，分 3 次服用，早、中、晚饭后半小时温服。

（3）复方穿破石颗粒 用法：每日 3 次，每次 1 包，早中晚饭后半小时与胶囊同时服用。

（4）消瘤止痛贴膏 用法：贴肿瘤投影部位，3 天更换一次。

（5）通络消肿酒 用法：涂患处。

（五）肺癌肝转移

症状：胸闷腹胀，胁肋疼痛，咳嗽胸痛，烦躁易怒，消瘦，厌食，口干口苦，甚至出现腹水黄疸（肝功异常），脉细数或弦数。

病机：毒热瘀积，毒邪蔓延。

治法：泄毒祛瘀，理气散结。

方药：

（1）复方不出林胶囊　用法：每日 3 次，每次 6～8 粒，早中晚饭后半小时口服。

（2）肺癌肝转移饮液方（方用黄龙退壳、野菠萝、红柏、不出林、青蛙腿、黄毛耳草、蛇不过、臭耳根、咳嗽草、龙葵）　用法：每日 1 剂，水煎取 450～500 毫升，分三次服用，早、中、晚饭后半小时温服。

（3）复方金锁匙颗粒　用法：每日 3 次，每次 1 包，早中晚饭后与胶囊同服。

（4）消瘤止痛贴膏　用法：贴肿瘤投影区，3 天更换一次。

（5）瑶宝消肿精　用法：多次涂患处。

二、中医药

古代的医疗文献中，就有癌症的病名、病因以及治疗方法的记载，例如病名有乳岩（即乳腺癌）、肾岩（又称肾岩翻花，即龟头癌）、舌岩（即舌癌）、噎膈（即食道癌）、癥瘕积聚（各种腹部肿瘤或转移癌）、恶疮（即皮肤癌）、瘿瘤（即淋巴癌或转移癌）、鼓胀（癌症并发腹水）、癃闭（尿路肿瘤）等等。

（一）中医对癌症的治疗，是一种抗癌、保命与治本相结合的治疗方法

由于中医治疗癌症是，辨证施治、攻补兼施、标本兼治，局部

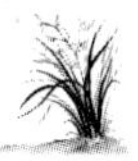

和整体配合用药，药效平稳持久，既能杀伤癌细胞，又能增强机体免疫功能和调整机体的阴阳失衡，因而具有以下两大特点：

1. 可以弥补手术治疗、放射治疗、化学治疗的不足。手术固然能切除癌肿，但还有残癌，或区域淋巴结转移，或血管中癌栓存在等，运用中医中药术后长期治疗，可以防止复发和转移。放、化疗对消化道和造血系统有相当的副作用，运用中医中药治疗既能减轻放、化疗的副作用，又能加强放、化疗的效果，对于晚期癌症患者或不能手术和放、化疗的可以采用中医中药治疗，因此我国治疗癌症比外国多了一条中医中药的途径。

2. 不影响劳动力，这也是中医中药治疗癌症特点中非常受欢迎的一点。癌症患者在局部状况好转的同时，全身状况也得到改善，甚至能胜任日常的工作。中医中药副作用小，没有骨髓抑制方面的副作用，对消化道也不会有严重的影响。

（二）中医治疗癌症原则

中医治疗癌症的原则是：清热解毒、活血化瘀、化痰利湿、软坚散结、补气养血、滋阴培元，以提高免疫力，促进患者早日恢复健康为目的。具体来说有以下特点：

1. 审证求因

每个肿瘤患者的病理机制是不同的，在疾病的各阶段中其失调和病理表现也是不同的，所以首先要弄清肿瘤患者阴阳、表里、寒热及虚实的属性，然后根据肿瘤的病因、发病机制以及气血、脏腑、经络的失调表现，加以综合分析，做出证型的辨证，以“求其本”。

2. 辨证与辨病相结合

根据现代医学研究，任何一种恶性肿瘤都有它的生物学特性，大致相同的发生、发展规律，有其形态学变化的共同基础及病理生理、生化改变的共同规律，这些就是辨病的基础。如肺癌，首先要诊断清楚肺癌的部位，浸润和转移的情况，它的细胞类型是哪一种

（鳞癌、腺癌、小细胞癌、大细胞癌等），分化的程度如何，这些都是属于疾病的诊断；有了这些还不够，还必须进一步结合中医的辨证分型，弄清患者是哪一个证型，才能更好地辨证施治，以取得更好的疗效。譬如，即使都是肺鳞癌，但由于患者个体差异和病理不同，可以表现为不同的证型，如气阴两虚型、痰湿蕴结型等。另外，即使是同一个患者，在疾病整个过程中，随着疾病的发展或好转，辨证类型也是随阶段而不同的。所以把辨证与辨病相结合起来，不但可以纵观全局，诊断清楚，以循证医学的原则，更好地掌握治疗与预后；另一方面也可以弄清患者的中医证型，了解体内气血、阴阳、脏腑、经络的情况，以便能更好地指导治疗。

（1）掌握局部与整体的辩证关系　在疾病的发生发展过程中，局部与整体是对立统一的，局部病灶的存在使受侵的脏腑、器官、组织等受到了伤害，并逐渐影响到全身，出现全身各系统的功能失调和形态变化；反之，全身整体状况的好坏又往往影响治疗的成败及局部治疗的效果。所以对一个癌症患者，治疗前必须先弄清楚患者的全身机能状况，精神状态，体质强弱，饮食好坏，各脏腑、气血的功能状态，作为整体情况衡量的内容；同时，也要详细掌握肿瘤局部情况，大小、种类、发展浸润情况和肿瘤的性质，以便考虑如何消除病灶，或有无可能消除病灶。当整体情况较好时，治疗则侧重于局部肿瘤的清除，如宫颈癌、皮肤癌、乳腺癌等；而晚期患者全身衰弱，或者肿瘤已经很大，或者已广泛转移时，则必须侧重整体机能的维护，特别是调理脾胃，补气养血，以保“后天之本”，增强患者抗癌能力，尽量延长患者的生命。

（2）辨标本缓急　病有标本、缓急之分。治疗疾病原发过程，消除内外致病因素，调整已经失调了的气血、脏腑功能，控制和消除肿瘤病变，都属于治其根本。针对恶性肿瘤的各种并发症和疾病过程中出现的一些急迫症状，甚至威胁患者生命的病变，这些证候都属于标症，如出血、感染、呕吐、疼痛、腹胀、腹泻、脱水、胸

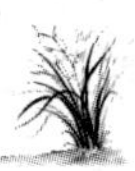

腹腔积液、发热、咳嗽等，需要及时治疗或对症处理，即是治标。中医诊治原则是“治病必求其本”，所以首先要对病本进行治疗，但恶性肿瘤患者常出现标本复杂的情况，治疗时常要标本兼顾。可是，病本不除，标症也难治，如癌症胸膜转移时产生胸腔积液，胸腔积液压迫致呼吸困难急促，不能平卧，这时，治疗胸腔积液，减轻压迫症状是当务之急，但如果不以控制胸膜转移病灶为着眼点，单纯抽水放液是不能控制的，标症治疗也难收效，所以唯有在标症急迫之时，当“急则治标”以解决当务之急，待标症缓解，再继以治根图本。

从理论上讲，多因素造成的细胞癌变，调控多因素的治法才能更好地解决问题。这应该成为征服癌症的努力方向。根据目前对中医药和民族医药的研究进展，中医药治疗恶性肿瘤的疗效原理证明就是在多环节起作用的。首先，就是杀伤癌细胞的作用。中药也同样有对癌细胞的杀伤作用，比如砒霜治疗白血病，蟑螂去翅足的醇提取物对肉瘤有直接杀灭作用等等。这都得到了科学证明。其次，就是抑制肿瘤生长。这是很多中药都有的作用，如一枝黄花、十大功劳叶、九节茶、入地金牛、八月札、八角莲、了哥王等等都能抑制癌细胞生长。

（三）中医治疗癌症突出辨证

1. 中医药治疗肿瘤多用复方，是多种药物组合起来服用，它确实不是单方向的杀伤癌细胞作用，很可能还具有调控遗传和免疫机制，调节内分泌代谢等整体作用，是在多环节上产生效果的。

2. 中医药治病，对每一个人都讲求整体治疗，但对不同的人又讲求个体化治疗，不同的人患同一种病，往往需要用不同的方法治疗。这里所包含的原理一定是多层次、多环节、多方面的。所以其疗效就不能仅以是否直接杀伤癌细胞去判定。

3. 中医治病讲究整体调节，虽然癌症可能发生在局部，但是与整体有不可分割的联系，整体状态对局部病变影响极大，调整好全身状态，对治疗局部病变极为重要，正因为这样，中医治癌，既强调以毒攻毒，又同时主张攻补兼施，这样就有利于既保证了疗效，又避免了攻击太过。

（四）中药治疗肿瘤常用的方法

由于中医认为肿瘤的形成与郁、瘀、热、毒、虚等有关，因此扶持正气、理气活血、健脾益肾、清热解毒、滋阴清热、化痰祛湿、温阳益气等都是常用的治疗方法，但是不同种类的肿瘤，在用药处方时也有所不同，例如：

1. 温阳益气

正气内虚、痰凝毒聚和脏腑阴阳失调的癌症病人，有面色苍白、乏力、倦怠等症状者，用“温阳益气”之法贯穿治疗始终。

2. 清热解毒

早期为肝气郁结，其后出现气滞血瘀，气血虚衰之癌症，治疗时主方可酌情减少温阳药物和剂量，增加清热解毒的药物。

3. 健脾理气

阳虚、湿热、火毒、瘀滞的癌症，方药应体现出温阳益肾、健脾理气的根本原则，至于清利湿热、清热泻火、清热解毒的方法则应根据症状加减。

4. 调和气血

中晚期的癌症，“气血调和”是关键。应因人、因证、因时用疏肝健脾、养阴益气、清热解毒、化痰软坚、理气活血、行滞消脾等治则，使病情趋于稳定。

（五）治疗肿瘤的常用中成药

肿瘤发病机理复杂，需服中药时，一定要遵从医嘱。因为，中药使用不当，也会给患者带来不良后果，如活血药的使用需要监测

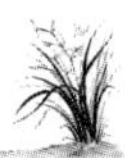

患者凝血功能，清热药注意不要伤害患者脾胃，对实证患者用扶正药更应考虑周全。否则，用药不当，会促进肿瘤生长。

1. 鸦胆子油软胶囊

【组成】鸦胆子油、豆磷脂。

【性状】本品为黄色的软胶囊，内容物为黄色的混悬液体，气特异，味苦。

【功能主治】用于肺癌、肺癌脑转移、消化道肿瘤及肝癌的辅助治疗。

【疗程】30 天为一个疗程。

【不良反应】本品无明显毒副作用，但少数患者偶有油腻感、恶心、厌食等消化道不适的反应。

【用法用量】口服。每次 4 粒，每日 2～3 次，30 天为一个疗程。

【包装规格】0.53 克×36 粒/盒。

附　鸦胆子油软胶囊相关介绍：

鸦胆子油软胶囊药理：

（1）抗肿瘤作用。

（2）为细胞周期非特异性抗癌药，对各期癌细胞均有杀伤和抑制作用。

（3）能明显抑制肿瘤细胞 DNA 的合成。

（4）直接进入癌细胞，通过影响质膜系统和线粒体，使之变性、坏死。

（5）对人胃癌化疗药物耐药细胞的耐药性有逆转作用。

（6）对胃癌细胞株有一定的抑制作用。

鸦胆子油软胶囊临床优势：

（1）克服原乳剂服用后产生的消化道副反应和注射剂使用不够方便等缺点。

（2）因为药物在基质中的分散呈分子状态或胶体状态或微粉状结晶，因而增加了药物的溶出速度和吸收速度，从而达到了有效成

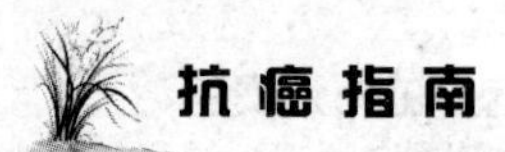

分含量高、吸收快、疗效好、安全可靠的效果。

2. 六神丸

【组成】麝香等6味。

【性状】本品为黑色有光泽的小水丸，味辛辣。

【功能主治】消炎杀菌，消肿生肌；清热解毒止痛。用于治疗胃癌、食管癌效果明显。

【不良反应】

（1）过敏反应　这与用量无关，而且不论内服、外用均可引起，主要表现为药疹，也有出现喉头水肿者，严重者会出现过敏性休克，故有过敏体质者应慎用。

（2）子宫收缩　这是因为六神丸中含有麝香所致，孕妇应禁用。

（3）脱毛　有报道因六神丸还含有雄黄，故不宜与多酶丸及胃蛋白酶合用，否则会使药物降效或失效，更不宜与阿托品等联用，否则会促使雄黄氧化，增加毒性反应。六神丸性香燥，易败胃，故宜饭后服用。凡脾胃不足、身体虚弱者应慎用或禁用。

【注意事项】

（1）过敏体质者慎用。

（2）药品性状发生改变时禁止使用。

（3）儿童应遵医嘱，且必须在成人监护下使用。

（4）将药品放在儿童不能接触的地方。

（5）本品含有麝香，运动员慎用。

【禁忌】孕妇及对本品过敏者禁用。

【药物相互作用】如与其他药物同时使用可能会发生药物相互作用，与其他药合用需咨询医师或药师。

【用法用量】口服，一日3次，温开水吞服；一岁每服1粒，二岁每服2粒，三岁每服3～4粒，四岁至八岁每服5～6粒，九岁至十岁每服8～9粒；成年人每次服10粒。

【包装规格】每1000粒重3.125克。

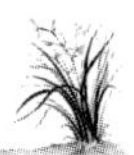

3. 六味地黄丸

【组成】熟地黄、山茱萸（制）、牡丹皮、山药、茯苓、泽泻。辅料为蜂蜜。

【性状】该品为黑褐色的大蜜丸，味甜而酸。（六味药特性：熟地黄，滋阴补肾，生血生精；山茱萸温肝逐风，涩精秘气；牡丹皮泻君相之伏火，凉血退蒸；山药清虚热于肺脾，补脾固肾；茯苓渗脾中湿热，而通肾交心；泽泻泻膀胱水邪，而聪耳明目）

【功能主治】滋阴补肾，能防止可诱发各种癌症的过氧化酶和自由基的生成，抗肿瘤和抗细胞突变，改善血流动力学，抗应激反应，减轻和对抗化疗药物的副作用，用于治疗各种恶性肿瘤属于肝肾阴虚者，亦用于预防癌前病变。在胃癌化疗和恶性淋巴癌化疗的同时，加服六味地黄口服液，可减轻化疗药的不良反应，改善造血功能，增强机体免疫能力。

【用法用量】消化系统肿瘤用本方丸剂，每日 2 次，同时配合维生素 C 200 毫克，每日 3 次，连服 6 个月到 1 年，对甲胎蛋白转阴和防止癌转移有较好的作用。长服本丸对防治食道癌亦有一定的作用。应用本方加味，即熟地黄 30 克，山茱萸 12 克，山药 12 克，牡丹皮 15 克，白茯苓 10 克，泽泻 10 克，川芎 20 克，莪术 20 克，鸡血藤 30 克，天冬 15 克，水煎，每日 1 剂，长期服用，对胃癌患者有改善症状、增加食欲、提高生存率的作用。

【应用变化】

①血虚阴衰，熟地为君。

②精滑头昏，山茱为君。

③小便或多或少，或赤或白茯苓为君。

④小便淋沥，泽泻为君。

⑤心虚火盛及有瘀血，丹皮为君。

⑥脾胃虚弱，皮肤干涩，山药为君。

言为君者，其用八两，地黄只用臣分两。

⑦若肝血虚，则加入当归、白芍。

⑧兼有咳嗽气促者，加入五味子、麦冬。

【不良反应】尚不明确。

【禁忌】尚不明确。

【药物相互作用】如与其他药物同时使用可能会发生药物相互作用，与其他药合用需咨询医师或药师。

【注意事项】

（1）忌不易消化食物。

（2）忌辛辣食物。

（3）感冒发热病人不宜服用。

（4）有高血压、心脏病、肝病、糖尿病、肾病等慢性病严重者应在医师指导下服用。

（5）儿童、孕妇、哺乳期妇女应在医师指导下服用。

（6）服药4周症状无缓解，应去医院就诊。

（7）对本品过敏者禁用，过敏体质者慎用。

（8）本品性状发生改变时禁止使用。

（9）儿童必须在成人监护下使用。

（10）本品放在儿童不能接触的地方。

（11）如正在使用其他药品，使用本品前需咨询医师或药师。

（12）本方药性平稳，适宜长期服用，但脾虚腹胀，食少便溏者应慎用。

【包装规格】塑料球壳装，每丸重9克。

4. 五绝重生丸

【功能主治】清热解毒，消肿祛瘀，通气利水，消积化滞，除恶软坚，化腐生肌，祛湿化痰，益气止痛。用于治疗各部位肿瘤。

【用法用量】：每次1丸，日服三次，温开水送下，病重者适当加量；20天为一疗程。

【注意事项】本药寒凉，适用于湿热病症，有小毒，一般不得超

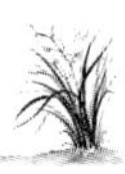

量服用，服用药量过大则出现肢体乏力；寒证病人慎服；适当多饮水，增加体液；肿瘤患者待各种症状消失、各项检验指标正常后，仍需小剂量维持服药 6 个月。

【包装规格】蜜制丸剂，每丸重 9 克。

5. 散结灵胶囊

【组成】草乌（甘草银花制）、木鳖子、地龙、乳香（醋制）、没药（醋制）、枫香脂、五灵脂（醋制）、石菖蒲、当归、香墨。以上 10 味，取乳香、没药、五灵脂、枫香脂、香墨 5 味粉碎成细粉；其余地龙等 5 味，用 80%乙醇回流提取两次，第一次 3 小时，第二次 2 小时，滤过，合并滤液，回收乙醇，减压浓缩至相对密度 1.35～1.40（50℃）的稠膏，干燥，粉碎成细粉，加入辅料适量，与上述粉末混匀，装胶囊，制成 1500 粒，即得。

【性状】本品为胶囊剂，内容物为灰墨色粉末；气微香，味苦、涩。

【功能主治】软坚散结，疏肝理气，活血止痛。用于治疗乳腺癌。

【用法用量】口服：每次 4 片，每日 2 次。

【禁忌】孕妇忌服。

6. 西黄丸

【组成】西黄丸由体外培育牛黄、麝香、乳香（醋制）、没药（醋制）四种名贵药材制成，具有抗菌消炎、抗病毒、抗结核、镇静止痛、止血消肿、抗癌，以及增强机体抗病能力的作用。其中牛黄清热解毒，麝香活血散瘀，乳香、没药消肿止痛，祛邪扶正，达到抗肿瘤的目的。

【性状】本品为褐色的糊丸；气芳香，味微苦。

【功能主治】西黄丸是纯中药制剂，是抗癌的经典成药。西黄丸经大量的临床验证，疗效确切，有高效广谱抗癌药之称。

临床主要用于各种癌症如乳腺癌、宫颈癌、膀胱癌、肝癌、肺癌、食道癌、胃癌、甲状腺癌、淋巴癌、直肠癌、白血病等的治疗，能改善中晚期癌症患者的临床症状，提高生活质量。用于放疗、化疗的辅助治疗，能缓解由放疗、化疗引起的白细胞减少及恶心、呕吐、头晕乏力、口腔炎等症状。

【用法用量】单独使用：西黄丸系纯中药制剂，具有扶正固本、益气补血、活血化瘀、软坚散结之功效。临床实践证明，其抑瘤率高，服用后，可使人体产生大量的 T 细胞，而 T 细胞可吞噬癌细胞，抑制癌细胞的扩散。

配合作用：与放、化疗及手术治疗配合使用，西黄丸可减少放、化疗的毒副作用。经临床应用及动物实验证明，西黄丸有刺激骨髓再生，促进血液生成之功效，因此在放、化疗的同时配合使用本药，可显著减轻因放、化疗所致的骨髓抑制及白细胞减少和头昏乏力、恶心、呕吐等症状。在手术前、手术后使用，可为其综合治疗创造有利条件。

【不良反应】药性温和，无任何毒副作用，长期、急慢性毒理实验表明，无明显毒副反应。

【注意事项】孕妇忌服。

【用法用量】口服，一次 3 克，一日 2 次。小疗程：一个月。大疗程：两个月。

【包装规格】20 粒/克，3 克/瓶，2 瓶/盒。

7. 荷叶丸

【组成】荷叶 320 克，藕节 64 克，大蓟（炭）48 克，小蓟（炭）48 克，知母 64 克，黄芩（炭）64 克，地黄（炭）96 克，棕榈（炭）96 克，栀子（焦）64 克，白茅根（炭）96 克，玄参 96 克，白芍 64 克，当归 32 克，香墨 8 克。

【制法】上 14 味，将荷叶取出一半炒炭，另一半用黄酒 240 克浸拌，置罐中，加盖封闭，隔水炖至酒尽，取出，低温干燥，与其余藕节等 13 味粉碎成细粉，过筛，混匀。每 100 克粉末加炼蜜

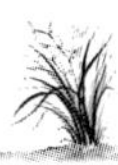

140～150 克制成大蜜丸，即得。

【性状】为黑色的大蜜丸；气微，味甘后微苦。

【功能与主治】凉血止血。用于治疗各种癌性出血。

【用法与用量】口服，一次 1 丸，一日 2～3 次。

【规格】每丸重 9 克。

8. 百合固金丸

【组成】百合 100 克，地黄 200 克，熟地黄 300 克，麦冬 150 克，玄参 80 克，川贝母 100 克，当归 100 克，白芍 100 克，桔梗 80 克，甘草 100 克。

【功能与主治】养阴润肺止咳，本品所含秋水仙碱能抑制癌细胞的增殖，用于治疗肺癌。

【制法】以上 10 味，粉碎成细粉，过筛，混匀。每 100 克粉末用炼蜜 20～30 克，加适量的水泛丸，干燥，制成水蜜丸；或加炼蜜 70～90 克制成大蜜丸，即得。

【性状】本品为黑褐色的水蜜丸或大蜜丸，味微甜。

【用法与用量】口服，水蜜丸一次 6 克，大蜜丸一次 1 丸，一日 2 次。

【注意事项】

（1）忌烟、酒及辛辣食物。

（2）风寒咳嗽者不宜服用，其表现为咳嗽声重，鼻塞流清涕。

（3）脾胃虚弱，食少腹胀，大便稀溏者不宜服用。

（4）痰湿壅盛患者不宜服用，其表现为痰多黏稠或稠厚成块。

（5）有支气管扩张、肺脓疡、肺结核、肺心病及糖尿病的患者，应在医师指导下服用。

（6）服用三天，症状无改善，应去医院就诊。

（7）按照用法用量服用，小儿、年老体虚者应在医师指导下服用。

（8）长期服用，应向医师咨询。

(9) 药品性状发生改变时禁止服用。

(10) 儿童必须在成人的监护下使用。

(11) 应将此药品放在儿童不能接触的地方。

(12) 如正在服用其他药品，使用该品前需咨询医师或药师。

【规格】大蜜丸，每丸重9克。

9. 安宫牛黄丸

【组成】由11味药组成。

君药——牛黄、麝香：牛黄味苦甘，性凉，气味芳香，具有清心豁痰、开窍、凉肝、息风解毒的功效，在《神农本草经》中被列为上品；麝香辛散温通，为开窍之首药，与牛黄配合突出了安宫牛黄丸的清热解毒、芳香开窍的特点。从药性上，牛黄与麝香一温一凉，相反相成，麝香在大量苦寒药中，不但不会助热升散，反而更凸现其清心解毒的要旨，也是安宫牛黄丸的一大特点。

臣药——水牛角浓缩粉：清热凉血，黄连、黄芩、栀子，苦寒清热燥湿，辅助君药，加强清热泻火、凉血解毒、豁痰的作用。

佐药——朱砂、珍珠：镇静安神通心窍；郁金：理气舒肝；雄黄：解毒辟秽；冰片：芳香开窍；金箔：能豁痰堕痰而辅佐君药加强镇心、定惊、安神的作用。

使药——蜂蜜：除了作赋形剂外，又有和胃调中的作用，以防过于苦寒伤胃。

【制法】牛黄、郁金、水牛角、黄芩、黄连、雄黄、栀子、朱砂各30克，冰片、麝香各7.5克，珍珠15克，金箔为衣。珍珠水飞或粉碎成极细粉，朱砂、雄黄分别水飞成极细粉；黄连、黄芩、栀子、郁金粉碎成细粉；将牛黄、水牛角浓缩粉、麝香、冰片研细，与上述粉末配研，过筛，混匀，加适量炼蜜制成大蜜丸600丸，或包金衣，即得。

【性状】本品为黄橙色至红褐色的大蜜丸，或为包金衣的大蜜丸；气芳香浓郁，味微苦。

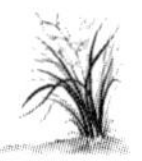

【功能主治】清热解毒，通窍镇静，治疗中晚期肝癌有良效，可控制发热、黄疸、肝痛、消化道出血等症状。

【注意事项】本品有小毒，主要表现为全身皮肤丘疹样斑块、瘙痒，脸部、躯干部较重。部分病例为固定性斑疹，分布在脸、颈部，如蚕豆大红斑伴瘙痒；部分病例为过敏性单状疱疹、剥脱性皮炎和慢性砷中毒、黑皮病。上消化道黏膜损伤，表现为上腹饱胀不适、疼痛、恶心、呕吐，呕吐物呈咖啡色，随后便血。胃镜检查，镜下见胃黏膜充血、水肿，有糜烂面和出血点。部分病例为药物性肝病、急性黄疸及肝功能损害。出血性膀胱炎、血尿，症状表现为腰部酸痛、尿频、尿急、血尿，小便检查潜血，部分病例伴有鼻衄。严重者可引起肾实质器官的损害、血小板减少症状和单纯红细胞再生障碍性贫血等，临床表现为鼻衄、口腔黏膜溃疡、牙龈出血，颜面、上肢、躯干皮肤出现出血点，支气管哮喘样症状，呼吸急促、呼吸困难、胸闷、咳嗽，咳咯物为白色泡沫液，面色苍白，口唇发绀，心悸，不能平卧，嗜睡，呕吐，面色发灰，气急，皮肤弹性差，肢端发凉，或呼吸困难，神志不清，四肢抽搐，神志失常，时而静坐寡言，时而语无伦次，答非所问。药后有的发生严重戒断症状，咽喉肿痛加重，口周、鼻翼疱疹，全身不适，兴奋失眠，食欲下降，大便秘结，再次服药后上述症状迅速缓解。

（1）本品为热闭神昏而设，寒闭神昏者不得使用。

（2）本品处方中含麝香，芳香走窜，有损胎气，孕妇慎用。

（3）服药期间饮食宜清淡，忌食辛辣油腻之品，以免助火生痰。

（4）本品处方中含朱砂、雄黄，不宜过量久服，肝肾功能不全者慎用。

（5）在治疗过程中如出现自汗畏冷、面色苍白、冷汗不止、脉微欲绝，由闭证变为脱证时，应立即停药。

（6）高热神昏、中风昏迷等服用本品困难者，应鼻饲给药。

（7）孕妇及哺乳期妇女、儿童、老年人食用本品应遵医嘱。

(8) 过敏体质者慎用。

(9) 儿童必须在成人的监护下使用。

(10) 运动员慎用。

【用法用量】本药为蜜丸制剂，大丸重3克，小丸重1.5克，金箔为衣（现有不用者），蜡护。大丸口服每次1丸，小丸每次2丸，病重者每日2～3次。昏迷不能口服者，可用温开水化开，鼻饲给药。小儿酌减。本药用于高热烦躁，热闭神昏，若见面青身冷，寒痰壅塞，寒闭神昏者不得应用。治疗中如出现四肢厥逆，脉微欲绝，即亡阳厥脱证时，当立即停药，改用四逆汤、参附汤，以回阳救逆，益气固脱。

10. 梅花点舌丹

【组成】白梅花、蟾酥、乳香、没药、血竭、冰片、朱砂、雄黄、石决明、硼砂、沉香、葶苈子、牛黄、熊胆、麝香、珍珠。

【剂型】胆汁熬水泛丸。每瓶内10粒。

【功能与主治】清热解毒，活血化瘀。用于治疗白血病有效率达81%，一般7～10天血象改善，继而症状好转。

【用法用量】每服2～3粒，日服二次，先饮水一口，将药放在舌上，以口麻为度，用温黄酒或温开水送下。外敷用醋划开，涂患处。

【禁忌】忌辛辣油腻，孕妇忌服。

11. 三品一条枪

本品由明矾、砒石、雄黄、乳香四味药物制成，先将矾、砒煅红，再研成细末，加雄黄、乳香二味，调搓成药条，阴干后外用。可有效腐蚀皮肤癌变组织，对皮肤癌疗效显著。

12. 莪术制剂

功能行气破血、消积止痛，主要成分为挥发油，对宫颈癌有确切疗效。

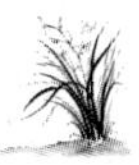

13. 蟾酥制剂

功能解毒、消肿、止痛，用于治疗肝癌、胰腺癌等。

14. 乌头注射液

川乌 250 克，草乌 250 克，制成 1000 毫升，每支装 1 毫升（含乌头原碱 0.62 毫克）。能够改善肿瘤症状，显著减轻癌性病痛。

15. 人参制剂

对肿瘤病人的白细胞具有保护作用，可防治原发性肝癌放疗和化疗引起的副作用。

（六）针灸与推拿治疗

针灸和推拿（古称按摩）是我国劳动人民在与疾病斗争过程中的发明，是中医学最珍贵的遗产之一。

针灸治疗恶性肿瘤，在古医籍中亦早有类似记载。如噎膈症，《灵枢·四时气》即已提到："饮食不下，膈塞不通，邪在胃脘。"在《备急千金要方》中，载述了"发肿至坚有根"的"石痈"的灸治。明·张景岳的《类经图翼》一书还有"乳岩"的针灸治疗。同时代的针灸大家杨继洲，对噎膈症不仅提出穴方，还对其病因病机加以探讨，认为是"脾绝胃枯"之症。古代所积累的治疗经验，不少至今仍有借鉴意义。

针灸治癌的机理研究，目前倾向于认为恶性肿瘤主要涉及人体免疫系统和生物电问题。研究表明，针刺可以使肝脏网状内皮系统细胞活动增强，吞噬肿瘤细胞，提高免疫能力，促进新陈代谢；其次，癌细胞常可由于细胞分子氧化异常而导致生物电活性降低，而针灸对细胞的生物电活性有强烈刺激作用，从而收到较好的临床效果。最近的一些研究也证实，针灸提高癌症患者的免疫功能是多层次的，而不是仅作用于某一种抗肿瘤免疫效应细胞。

现代应用针灸治癌的最早报道，见于 20 世纪 50 年代初，至 60 年代仍多以个案形式出现，内容集中于乳腺癌、子宫颈癌、食道癌等。70年代多病例的临床文章骤增，不少穴位刺激法都用于治癌。当然，其实际疗效和临床价值有必要实事求是分析，但探索精神是可贵的。80年代迄今，海内外的针灸工作者进一步做了大量的工作，针灸治癌已经摸索到了不少宝贵的经验。据所及资料，针灸主要用于食道癌、胃癌、子宫颈癌及皮肤癌的治疗，同时对其他恶性肿瘤的某些症状如疼痛综合征也有良好作用。针灸治癌可以使临床症状改善，延长生存期，甚至使少量患者的瘤体缩小乃至消失。其中，疼痛是恶性肿瘤最常见和最严重的症状，我国及前苏联、日本等国学者都证实体针和耳针可明显抑制脑瘤、乳腺癌、胃癌、肺癌、直肠癌等所引起的疼痛和失眠。在穴位刺激方法上，除针刺外，尚用艾灸、穴位注射、电热针、皮内针、割治、埋植等法。针刺手法体质强者用凉泻、平补平泻法，弱者用热补、平补平泻法。

（七）中医中药治疗肿瘤食疗方

方一

材料：龟肉500克，西洋参10克，鹿茸3克，苡米50克。

制法：将龟肉洗净、切块，诸药纱布包同放入锅中，加生姜5片、清水适量共煮，水开后去浮沫，加黄酒、食用油适量等，文火煮至肉熟，调入食盐等调料。

方二

材料：甲鱼肉300克，枸杞子30克，熟地黄15克，北黄芪10克。

制法：甲鱼肉洗净、切块，放砂锅内，加清水，诸药纱布包放入，煮沸后去浮沫，加黄酒适量，文火煲至甲鱼肉熟透，去药包，调入食盐等调料。

方三

材料：乌骨母鸡500克，当归20克，川芎10克，参三七10克。

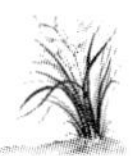

制法：将鸡肉洗净，切块，放砂锅中，加生姜、诸药（纱布包）及清水适量，急火煮沸后，转文火炖至鸡肉烂熟，去药袋，调入食盐等调料。

方四

材料：白花蛇舌草30克，苡米、半枝莲各20克，猪瘦肉100克，调味适量。

制法：将猪肉洗净，切小块，苡米泡开，余药布包。将猪肉、药包加清水适量煮开后，转文火炖至肉熟，去药渣，调入药末及食盐、味精。

方五

材料：菱角粉50克，苡米50克，山药100克，糯米100克，佩兰叶10克，浙贝粉10克。

制法：山药切片，苡米水泡开，佩兰叶布包泡开，加入糯米、冷水烧开，再加入菱角粉和浙贝粉调匀，煲粥。

方六

材料：母鸡1000克，当归、白芍、熟地、川芎、白术、甘草各10克，党参、茯苓各15克，生姜5片。

制法：将鸡肉洗净，切块，放砂锅中，加生姜、诸药（纱布包）及清水适量，急火煮沸后，文火炖至鸡肉烂熟，去药包，调入食盐等调料。

方七

材料：荸荠、雪梨、鲜麦冬、鲜莲藕、鲜芦根、甘蔗各200克。

制法：将6种原料分别洗净，切碎榨汁，各汁液混合，放入锅内，加清水适量，用小火煮20分钟即成，代茶饮。

方八

材料：党参、白术各30克（纱布另包），茯苓、怀山药、去心莲子、苡仁米各50克，红枣15枚，糯米100克，白糖适量。

制法：诸药加水约1000毫升，煮沸后文火煮30分钟，去布包党参、白术，加糯米、白糖、适量水煲粥。

（八）中医治疗癌症七忌

1. 忌活血药用得太多

活血化瘀是中医治疗癌症的一种方法，但是必须注意其适应证，如果肿瘤尚未切除，或确有血瘀之象，且患者身体尚实，这时才可用行气通络、活血化瘀之品。如果患者肿瘤已经切除，或已发生多处转移，体质较虚者，则尽量少用活血之品。因长期应用活血之品，可使病体更虚，并有可能激活癌细胞，极易造成血行转移加速或复发。有的因活血太过，还可造成血小板减少，而引起吐血、咳血、尿血、便血等失血倾向。

2. 忌以毒攻毒药量过大

治疗癌症的中药有许多种，有清热解毒、活血化瘀、软坚散结、化痰利湿、理气和血等。以毒攻毒之法，要根据病情、病位、病程及体质的强弱来决定使用何种药物，既辨证又辨病，不可一味地相信只有以毒攻毒才能治病。如果过多过量地应用其大毒的药品，而不采取其他药佐之，那么后果是严重的。常听说，有的癌症患者误服“偏方”和毒性剧烈的中药而导致不应该的死亡。如果已经做完手术，体内肿瘤病灶全部摘除了，就不宜用此法，而应该用清热解毒等疗法较为稳妥。

3. 忌泻下攻伐过猛

癌症是一种全身性消耗疾病。癌细胞在生长繁殖过程中，大量消耗着机体内的能量和营养物质，造成体内空虚，同时又带来一系列的营养障碍和代谢紊乱。此时治疗，当以扶正为主、祛邪为辅，切忌使用泻下药攻伐太过。如大量使用泻下药攻伐过猛，则使患者体质更加虚弱，正气大伤，免疫功能和抵抗力急剧下降，尤其是手术后的病人，一旦倒下则很难恢复元气，这无疑会造成“雪上加霜”的结局。

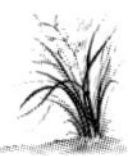

4. 忌补药用之不当

由于癌症造成消耗，以至病人表现出相应脏器的虚损及全身体质的下降。这时医生及家属就会嘱咐病人要加强营养，注意休息。可是有的病人因缺乏常识，盲目服用一些补药，如人参、鹿茸、胎盘、蜂王浆等，这不但不能起好作用，反而使病情加重，究其原因关键是没有对证。因为中药的补养药临床上分为四大类，补气、补血、补阴、补阳。在药性上又有寒、热、温、凉之区别。具体治法上又有补心、补脾、补肺、补肝、补肾之不同。所以临床上要根据病人具体虚损程度及脏腑状况来有的放矢地用药。如果不加区分，乱补一气，不但不能起到补虚扶正之作用，反而会加重病情。如有的病人本来就阴虚内热，结果过量服用人参、鹿茸等，造成咽干舌燥、口鼻出血、嘴唇起泡，简直是“火上浇油”。补药和保健品都不可滥用，一定要有针对性才行。注意除了病情需要外，一般在夏季应少用补品，冬季才可适当进补，切记这一原则。

5. 忌饮食或服药时忌口不严

中医治疗癌症，比较强调忌口。对癌症病人的“忌口”，主张食谱不宜太窄，忌口不宜太严，要看脾胃功能以及病情的寒热虚实给予必要的食补和食疗，一般来说应注意避免肿瘤发病因素的继续使用，也就是说别火上浇油，如进食脂肪过量，因肥甘厚味而痰湿凝聚，可导致直肠癌、乳腺癌的发展或复发。特别要注意的是在服药期间，应忌烟酒、辛辣之品。还有喜食豆制品的肿瘤患者应注意间隔时间。因豆制品解药，也就是降低中药的性能，所以在食豆制品时，服药最好与其隔开 1 小时左右为佳。

6. 忌隐瞒病情不配合用药

癌症患者一经确诊，作为医生或家属均应策略地通知本人，以便配合治疗。尤其是中医看病，强调望、闻、问、切的诊疗手段，不见病人不行，见了病人不把注意事项说透还是不行，否则不利于心理和精神治疗。所以隐瞒病情，是治疗中的一大障碍。癌症不是吃几付中药就能好的病，而需要长期的治疗过程，一旦病人觉得短期内效果不明显，自然会产生怀疑，甚至拒绝治疗或要求换医院、换医生和换药等，这就会错过最佳的治疗时机，对预后相当不利。

7. 忌不遵医嘱随意停药

癌症治疗切勿“见好就收”。不少癌症患者在发病之初曾进行积极的治疗，而且花多少钱都认可，如手术切除、放疗、化疗等，当癌瘤切除或放、化疗后病灶消退，便以为完事大吉了，不想继续用药了，以至巩固性治疗没跟上，造成肿瘤的复发和转移。究其原因在于这些病人被“癌灶已消失”的假象所迷惑，不了解癌症形成的机理及其病因，天真地认为此类疾病也像感冒、肺炎一样通过打针吃药就可以解决问题。或片面理解一些医学术语，如“某某癌根治术”、“临床治愈”等等，殊不知“根治术”并非根治，只是手术范围的扩大而已。

三、现代医学

治疗癌症现代医学有三种基本方式，即外科手术、放射疗法和化学疗法。随着医药事业发展，近些年也采用生物技术手段，即肿瘤生物治疗，以达到治疗肿瘤目的。

（一）外科手术治疗

手术治疗是最早应用的治疗癌症的方法，也是目前许多早期癌症治疗的首选疗法。许多早期癌症可以通过成功的手术达到根治的目的。一些癌症病人病情发展到晚期，无法进行根治性手术，但是为了减轻病人痛苦，延长病人生命，也可进行手术，这种手术称为姑息性手术。例如结肠癌阻塞肠腔，无法正常排便，则要采取大肠造瘘的姑息性手术以解除肿瘤对肠腔的阻塞。不是任何癌症都可以进行手术的，例如血癌（即白血病）就无法手术切除。

手术治疗通常包括根治性手术、姑息性手术、探查性手术。

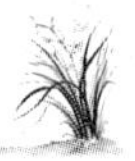

1. 根治性手术

由于恶性肿瘤生长快，表面没有包膜，它和周围正常组织没有明显的界限，局部浸润厉害，并可通过淋巴管转移，因此，手术要把肿瘤及其周围一定范围的正常组织和可能受侵犯的淋巴结彻底切除。这种手术适合于肿瘤范围较局限、没有远处转移、体质好的病人。

2. 姑息性手术

肿瘤范围较广，已有转移而不能作根治性手术的晚期病人，为减轻痛苦，维持营养和延长生命，可以只切除部分肿瘤或作些减轻症状的手术，如造瘘术等。

3. 探查性手术

对深部的内脏肿物，有时经过各种检查不能确定其性质时，需要开胸、开腹或开颅检查肿块的形态，肉眼区别其性质或切取一小块活组织快速冰冻切片检查，明确诊断后再决定手术和治疗方案，为探查性手术。

外科手术的优点是，在合适的条件下，可能彻底切除癌性肿瘤。然而不是所有的癌症都可以采用外科疗法，例如血癌和一些已经扩散到全身的癌肿均不能实施手术治疗。有学者提出，有肝炎病史，伴有肝硬化的肝癌患者，即便是早期，为防复发和扩散也不宜手术。

外科手术经常用于癌肿直接威胁生命的情况下，比如说引起结肠梗阻时。对于癌细胞尚未扩散、可以彻底切除的局部癌肿，如膀胱、乳腺、宫颈、结肠、子宫内膜、喉、头部、颈部、肾、肺、卵巢和睾丸的癌肿，外科手术可能就是最好的疗法。

虽然大多数外科手术是用手术刀切除癌肿，但是也可以采用其他切除组织的方法。这些方法有：冷冻手术，又称为癌组织冷冻手术；透热法，或称电外科手术，即用电流来破坏癌组织；化学外科手术，把能够破坏人体组织的化学物质直接施于癌肿；激光手术，即用激光光束来消灭癌细胞。前三种外科疗法多用于治疗皮肤癌、口腔癌、直肠癌，后一种即激光手术常用来治疗眼癌、脑癌和妇科癌症，现正试用于治疗其他癌症。

一般而言，采用哪一种外科手术方式取决于癌肿的部位和类型，以及外科医生的偏爱和经验。例如，切除由于过度曝晒引起的浅表皮肤癌，手术刀切除、冷冻法、透热法、化学外科等四种方法均可，且其治愈率大致相同。

（二）放射疗法

放射治疗是一种物理疗法，简称放疗，它是利用高能电磁辐射线穿入人体组织细胞，使生物分子结构改变，达到破坏癌细胞目的的一种治疗方法。

放射治疗对癌症是否有效，取决于许多因素，如临床时间的早晚，肿瘤病理类型和它对放射的敏感性，病人的整体状况和肿瘤周围情况等。

肿瘤对放射敏感性的高低与肿瘤细胞的分裂速度、生长快慢成正比。同一种肿瘤的病理分化程度与放射敏感性成反比，即肿瘤细胞分化程度低则放射敏感性高，而分化程度高者则放射敏感性低。因此临床根据肿瘤对不同剂量放射线的反应不同可分为三类：一类是对放射敏感的肿瘤，常照射 50～60 戈瑞，肿瘤即消失，如淋巴瘤、精原细胞瘤、无性细胞瘤及低分化的鳞状上皮细胞癌、小细胞未分化型肺癌等。另一类属是中度敏感的肿瘤，要照射到 60～70 戈瑞左右，肿瘤才消失。再一类是对放射不敏感的肿瘤，其照射量接近甚至超过正常组织的耐受量，放射治疗的效果很差，如某些软组织肉瘤和骨的肿瘤等。肿瘤的放射敏感性还和其生长方式有关，一般向外生长的肿瘤如乳突型、息肉型、菜花型较为敏感，而浸润性生长的肿瘤如浸润型、溃疡型则敏感性较低。

放射敏感性与放射治愈率并不成正比。放射敏感性的肿瘤，虽然局部疗效高，肿瘤消失快，但由于它的恶性程度大，远处转移机

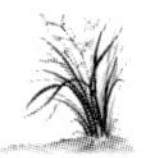

会多，因而难于根治。鳞状上皮癌的放射敏感性属中等，但它的远处转移少，故放射治愈率较高，如皮肤癌、鼻咽癌、子宫颈癌。另外，对淋巴肉瘤、髓母细胞瘤等较敏感。高度敏感的有多发性骨髓瘤、精原细胞瘤、卵巢无性细胞瘤、尤文瘤、肾母细胞瘤等。高度敏感的肿瘤可以放疗为主，早期宫颈癌、鼻咽癌、舌癌、早期的食管癌等放疗的五年生存率均可达 90%以上。这些癌症的晚期放疗有时也能取得一定的疗效。

目前临床上应用的放射线有 X 射线和 γ 射线两种。

一般人最熟悉的放射线无疑是 X 射线。由电疗机产生的 X 射线只是放射疗法中使用的射线之一，其他用来治疗癌症的射线由钴、碘、镭之类的放射性元素产生。钴由一台特殊的机器发射到人体内。放射性碘以“弹丸”或“导线”的形式植入人体，一天 24 小时连续轰击癌细胞。放射性碘也可以直接注入血液，随血流到人体各部分，集中于特别需要碘的细胞内，如甲状腺细胞，因此是治疗甲状腺癌的有效物质。妇科癌症通常用镭来治疗。

无创性立体定向放射是目前世界医学界治疗肿瘤的领先技术，具有疗效好、准确、安全、无创伤、将患者痛苦减低至最小程度的特点。立体定向放射疗法的精确度非常高。人工手术轻微的抖动范围就可达到 3～4 毫米，高于立体定向放射误差的 10 倍以上；普通放疗通过单一平面来治疗肿瘤，放射线剂量达到肿瘤致死量时，势必严重损伤包围肿瘤的正常组织；立体定向放射是将所有放射线集中在肿瘤组织上进行精确治疗，对正常组织的损伤极其微小。另外，立体定向放疗可以避免种植性转移和血液转移。人工手术在肿瘤切割及拿出过程中，很难保证肿瘤组织细胞完全不脱落，容易把肿瘤种植在正常组织上而形成新的肿瘤。这就是医学上常见的种植性转移；另外肿瘤组织细胞也有可能在手术中通过血液转移。立体定向放疗则可避免这样的转移，同时避免手术引起的感染和并发症，以及因开刀给患者带来的痛苦和风险。

放射疗法有一个重要的优点，即放射线在仪器控制下往往能够穿透正常组织，攻击难以割除甚或手术刀根本无法触及的癌细胞。如果放射线瞄得很准，而且用量适当，可以摧毁癌细胞而不对周围的正常细胞造成严重的损害或永久性破坏。因此，放射治疗不像外科手术，它对皮肤只造成很小的暂时性破坏。

放射治疗的不足之处是：通过电离辐射，损害机体健康组织，从而带来种种的副作用，同时降低人体的抗癌能力，引起癌瘤的播撒。另一方面，放射也只能对一部分肿瘤有效，同时需要一定的条件和设备，因而未能普遍推广。

已知放射疗法的副作用有：

1. 放射线本身就可以引起癌症。为了将放射线的致癌作用减到最低，治疗师只用所需的最小剂量去攻击癌肿，而且总是特别小心地将放射线的焦点集中在癌组织上，尽可能减少对正常细胞的损害。有了像直线加速器那样的设备，以及确定放射线合适剂量的精密方法，很少有离散的放射线落在目标部位之外。尽管如此，有些医生还是避免使用放射疗法去治疗对放射线特别敏感的器官，如肾、肺和肝。其他必须避免放射线照射的器官是子宫和睾丸。

2. 疼痛和某种程度上暂时的外表损害。这些副作用的类型及严重程度取决于癌肿部位、患者的一般健康状况、放射线的种类和使用量，以及疗程持续的时间。一般而言，疗程由几天到六个或八个星期不等。不论身体的哪一个部位接受放射治疗，放射疗法最常见的副作用有疲劳、脱皮或色素变化之类皮肤异常、食欲减退等。

3. 可能产生恶心、呕吐、腹泻、毛发脱落、口吃、牙齿损坏、口舌疼痛、咽喉疼痛等。

（三）化学疗法

化学疗法即用化学药物治疗癌症，一般都是指西药抗癌药。

化学疗法是将药物经血管带到全身，对身体所有细胞都有影响。

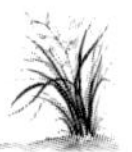

这种疗法有时也称为“胞毒疗法”，因为所用药物都是有害，甚至是带毒性的，体内细胞，无论是否恶性细胞，都受到破坏。临床医生及患者均应加强对肿瘤药物规范化治疗的认识，以提高患者的生存质量。

化学治疗的临床应用有四种方式：

1. 晚期或播散性肿瘤的全身化疗

因对这类肿瘤患者通常缺乏其他有效的治疗方法，常常一开始就采用化学治疗，近期的目的是取得缓解。通常人们将这种化疗称为诱导化疗。如开始采用的化疗方案失败，改用其他方案化疗时，称为解救治疗。

2. 辅助化疗

是指局部治疗（手术或放疗）后，针对可能存在的微小转移病灶，防止其复发转移而进行的化疗。例如骨肉瘤、睾丸肿瘤和高危的乳腺癌病人术后辅助化疗可明显改善疗效，提高生存率或无病生存率。

3. 新辅助化疗

针对临床上相对较为局限性的肿瘤，手术切除或放射治疗有一定难度的，可在手术或放射治疗前先使用化疗。其目的是希望化疗后肿瘤缩小，从而减少切除的范围，缩小手术造成的伤残；其次化疗可抑制或消灭可能存在的微小转移，提高患者的生存率。现已证明新辅助化疗对膀胱癌、乳腺癌、喉癌、骨肉瘤及软组织肉瘤、非小细胞肺癌、食管癌及头颈部癌可以减小手术范围，或把不能手术切除的肿瘤经化疗后变成可切除的肿瘤。

4. 特殊途径化疗

（1）腔内治疗　适用于癌性胸腔内、腹腔内及心包腔内积液。通常将化疗药物（如丝裂霉素、顺铂、5-氟尿嘧啶、博来霉素）用适量的流体溶解或稀释后，经引流的导管注入各种病变的体腔内，从而达到控制恶性体腔积液的目的。

（2）椎管内化疗　白血病及许多实体瘤可以侵犯中枢神经系统，尤其是脑膜最容易受侵。治疗方法是，通常采用胸椎穿刺鞘内给药，以便脑积液内有较高的药物浓度，从而达到治疗目的。椎管内常用的药物有甲氨蝶呤及阿糖胞苷。

（3）动脉插管化疗　如颈外动脉分枝插管治疗头颈癌，肝动脉插管治疗原发性肝癌或肝转移癌。

化学疗法，可以作为消灭极其微小的初生癌细胞的基本疗法，如用于治疗某些淋巴瘤和白血病；也可以用来配合外科手术或放射疗法；或者在外科手术或放射疗法之后用以消灭残余的癌细胞。

抗癌药物经口服或注射进入人体，被人体吸收，消灭任何部位的癌细胞，唯一例外的是脑，因为脑有保护屏障，只有极少数药物可以渗入。

理想的抗癌药物应当大量破坏癌细胞而一点也不伤害正常细胞。遗憾的是，现有抗癌药物全都在不同程度上破坏正常细胞，只不过破坏作用通常是暂时性的，癌细胞分裂得比正常细胞快，新陈代谢速率也较高，因此更容易受到药物破坏。医生通过仔细控制药物剂量并监测病人的反应，尽可能消灭癌细胞而减少对正常细胞的损害。

化学疗法的效用，取决于很多因素，其中一个是各种癌细胞对化学作用的敏感性，有些癌症例如儿童急性白血病、淋巴肉芽肿和其他淋巴瘤、卵巢癌、睾丸癌，对抗癌药物特别敏感。

化学抗癌药的优点：对某些癌细胞有一定的抑制和杀灭作用，因它可作为局部或全身疗法，所以对消灭遍布全身转移癌及手术后的残留癌有独到的功能，凡是手术及放射所无法顾及的地方，可用化学药治疗来补充解决，因此，化疗与手术及放疗紧密配合，可提高疗效。缺点：化学药物是一种敌我不分的杀伤剂，使用会抑制骨髓等造血器官，使白细胞下降，损害人体内部其他器官，从而削弱人体的抵抗力，再说，化疗并不是对所有癌瘤都有效。

化学疗法的副作用很多，出现哪些副作用，部分取决于所用药

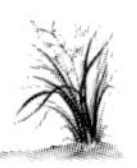

物的剂量和种类，以及给药频度。化学疗法可能引起的短期副作用有恶心、呕吐、皮疹、毛发脱落。某些抗癌药物的一个严重副作用是抑制病人的免疫系统。药物不仅杀死癌细胞，也消灭正常的骨髓细胞，抵抗传染病的白细胞就是在骨髓制造，于是免疫系统受到抑制。如果损害严重，病人就不能抵御细菌、病毒或真菌的侵袭，可能因感染而死亡。因此，接受化学疗法的病人必须接受持续监测，一旦副作用危及生命，就改变所用药物或剂量，甚至停止使用化学疗法。

良好的综合护理、病人的积极态度、家人的支持、抗生素和其他药物的应用，有助于减轻化学疗法的副作用。只要副作用不至于威胁生命，癌症病人常得忍受药物所带来的不适和风险，以期延缓癌细胞的扩散或抑制其生长，甚而使病情好转。为此，有时即使可能危及生命也得继续服药。在开始治疗前，医生必须向病人清楚解释这种疗法的风险和好处，以及可供选择的其他疗法。

值得一提的是，目前临床上对化疗药物的毒副反应已经有了比较有效的预防和对抗药物，可提高患者接受化疗的耐受性，即便出现某些反应也不需要医生和护士进行特别的处理，因而不要谈及化疗就害怕，也不必住在医院里做化疗。据悉，西方发达国家，95%以上的化疗都是在门诊进行的，只有发生严重毒副反应的患者才住院治疗。

用化学药物治疗肿瘤始于20世纪40年代。随着医药的发展，抗肿瘤化学药不仅数量多，而且药效高。目前大约有180种抗癌化学药物，其中80多种正式应用于临床。我国学者，根据抗肿瘤化学药物的化学结构和作用机理不同将它们分为6大类。

1. 细胞毒类药物

细胞毒类（又称烷化剂）的作用机理是能破坏细胞内部的生命结构，杀死癌细胞。由于它直接作用于DNA上，防止癌细胞再生，是临床上较常用的一类抗肿瘤药物，它们的共同特点是有一个或多个高度活跃的烷化基团，在体内能和细胞的蛋白质和核酸相结合，使蛋白质和核酸失去正常的生理活性，从而伤害细胞，抑制癌细胞分裂。烷化剂因对细胞有直接毒性作用，故被称为细胞毒类药物。其生物效应与放射线照射作用相似，故又称为“拟放射线药物”。分裂旺盛的肿瘤细胞对它们特别敏感。其缺点是选择性差。因对骨髓、胃肠道上皮和生殖系统等生长旺盛的正常细胞有较大的毒性，对体液或细胞免疫功能的抑制也较明显，所以在临床应用方面受到一定的限制。烷化剂为细胞周期非特异性药物，具有广谱抗癌作用。对慢性白血病、恶性淋巴瘤、霍奇金病、多发性骨髓瘤、肺癌、乳腺癌和卵巢癌具有疗效。常用的烷化剂有白消安、顺氯氨铂、环磷酰胺（癌得星）、氮烯咪胺、异环磷酰胺、二氯甲二乙胺（盐酸氮芥）、苯丙氨酸氮芥、噻替哌、环己亚硝脲、马利兰、氮烯米胺、甲基苄肼等。

这类药物虽能杀伤或抑制肿瘤细胞增殖，但对正常增殖细胞尤其是增殖活跃的骨髓、消化道上皮细胞亦具有不同程度的毒性。

2. 抗代谢类药物

抗代谢类药物是能干扰细胞正常代谢过程的药物，这类药物与正常代谢物质相似，在同一系统酶中互相竞争，与其特异酶相结合，使酶反应不能完成，从而阻断代谢过程，阻止核酸合成，抑制肿瘤细胞的生长与增殖。用于治疗慢性白血病、乳腺癌、卵巢癌、胃癌和结直肠癌。化疗药中常用的有三类：

（1）叶酸类抗代谢药物。

（2）嘌呤类抗代谢药物。

（3）嘧啶类抗代谢药物。

这类药物主要有 5-氟尿嘧啶、甲氨蝶呤、阿糖胞苷和环胞苷、双呋啶、硫唑嘌呤、轻基脲等。

3. 抗肿瘤抗生素类药物

抗肿瘤抗生素是指由微生物产生的具有抗肿瘤活性的化学物质。能抑制肿瘤细胞的蛋白或核糖核酸合成，或直接作用于染色体。近 20 年来，已发现有数千种微生物的代谢产物对肿瘤细胞有细胞毒作

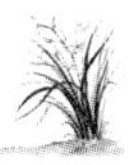

用，或对实验动物肿瘤有抑制作用，其中10余种有明显疗效，已成为临床常用的抗肿瘤化疗药物。抗肿瘤抗生素为细胞周期非特异性药物，对增殖和非增殖细胞均有杀伤作用。多有较大的毒性，临床使用时需常规检查血象，心、肝、肺和肾功能，密切观察毒副作用和病情变化。常用的有博来霉素、更生霉素、光辉霉素、正定霉素、阿毒素、丝裂霉素C、放线菌素D等。

4. 植物类抗癌药

这类药物是从植物中提取的具有如细胞毒样的物质，能够破坏和阻止癌细胞生命活动的过程。

植物类抗癌药都是植物碱和天然产品，植物中的抗肿瘤有效成分多种多样，作用机理也各有不同，或抑制细胞的有丝分裂，或抑制RNA的合成等。

植物类抗癌药常与其他抗癌药合用于多种癌瘤的治疗。常用的植物类抗癌药有：长春花碱、长春新碱、紫杉醇、秋水仙碱、秋水仙胺、喜树碱、三尖杉酯碱、高三尖杉酯碱、靛玉红、紫杉醇等。

5. 激素类药物

激素是一类对机体功能起调节作用的化学物质。内分泌激素平衡失调，可诱导癌症的发生。针对病因，用补充激素办法对抗或调节体内内分泌激素的不平衡，改变原来机体的激素平衡和肿瘤生长的内环境，抑制肿瘤的生长，达到治疗癌症的目的。无细胞毒类药物的不良反应。

临床上用于治疗乳腺癌、前列腺癌和子宫内膜癌的激素类药物有：醋酸戈舍瑞林、醋酸亮丙瑞林、氟他胺（氟硝丁酰胺）、枸橼酸托瑞米芬、枸橼酸他莫昔芬（三苯氧胺）、来曲唑、阿那曲唑、氨鲁米特等；用于治疗淋巴瘤、白血病和多发性骨髓瘤等癌症的有醋酸泼尼松（强的松）；用于缓解肿瘤所致脑水肿的有地塞米松（氟美松）等。

6. 其他类药物

近年来发现了不少新型抗肿瘤药物，不论是根据作用原理或组织来源，均无法分类，因此统称为其他类（杂类）药物。常用的有甲基丙脒腙、卡铂、顺铂、羟基脲、抗癌锑、门冬酰胺酶、尿激酶和维甲酸等。门冬酰胺酶是已发现的对白血病细胞有抑制作用而无损于正常细胞的一种抗白血病药物。

癌症病人在化疗期间以及术后的护理对病人的康复起着至关重要的作用，应着重注意以下事项：

（1）供给易消化吸收的蛋白质食物，如牛奶、鸡蛋、鱼类、豆制品等，可提高机体抗癌力。其中牛奶和鸡蛋可改善放疗后蛋白质紊乱。

（2）进食适量糖类，补充热量。大剂量放射治疗病人，可使其体内的糖代谢遭到破坏，糖原急剧下降，血液中乳酸增多，不能再利用，而且胰岛素功能不足加重，所以补充葡萄糖的效果较好，另外宜多吃蜂蜜、米、面、马铃薯等含糖丰富的食物以补充热量。

（3）多吃有抗癌作用的食物。研究发现，冬虫夏草所含虫草素能有效提高吞噬肿瘤细胞作用，效果是硒的 4 倍，还能增强红细胞黏附肿瘤细胞的能力，在肿瘤化疗期间以及肿瘤手术后可起到阻止肿瘤复发、转移的作用。配方：选用天然虫草素含量较高的福临门冬虫夏草，粉碎后服用，每次 1.5 克，每日 2 次，连续服用一个月，大部分患者可取得良好的疗效。

（4）放疗和化疗的病人，一般宜进食凉食、冷饮，但有寒证的病人，则宜进食热性食物。

（5）饮食多样化，注意色、香、味、形，促进病人食欲；烹调食物多采用蒸、煮、炖的方法；忌食难消化的食品，禁饮酒。

（6）维生素 A、C 有阻止细胞恶变和扩散，增加上皮细胞稳定性的作用，维生素 C 还可防止放射损伤的一般症状，并可使白细胞水平上升；维生素 E 能促进细胞分裂，延迟细胞衰老；维生素 B_1 可

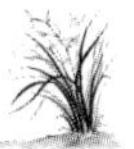

促进病人食欲，减轻放射治疗引起的症状。因此，应多吃含上述维生素丰富的食物，如新鲜蔬菜、水果、芝麻油、谷类、豆类，以及动物内脏等。

（四）生物治疗（自体免疫细胞治疗）

肿瘤的生物治疗是指应用现代生物学技术及其产品（小分子化合物、多肽、多糖、蛋白质、细胞组织、基因等）具有直接或间接介导抑瘤和杀瘤效应的全新治疗方法。

科学家研究发现，人体免疫系统中，有两种特殊细胞，一种叫树突状细胞（树突状细胞是由美国学者 Steinman 于 1973 年发现的，是目前所知的功能最强的抗原提呈细胞，因其成熟时伸出许多树突样或伪足样突起而得名），它的功能像“雷达”，能主动搜索、识别肿瘤细胞；另外一种叫自然杀伤细胞（自然杀伤细胞是机体重要的免疫细胞，不仅与抗肿瘤、抗病毒感染和免疫调节有关，而且在某些情况下参与超敏反应和自身免疫性疾病的发生），它的功能像“导弹”一样，能精确杀伤肿瘤细胞而不损伤任何正常组织，还能提升机体免疫力。但是正常人体内这两种细胞的含量极少。科学家研究出一种新技术——生物治疗技术。这种技术是，从自体（患者自己体内的免疫细胞）外周血中分离出这两种细胞，通过专项的 GMP 实验进行增值和活化培养后，再回输到患者体内。运用这种技术可以最大限度地调动人体的免疫功能，更直接更有效地杀灭体内残存肿瘤细胞，从而达到提高机体免疫力、消灭肿瘤细胞、防止肿瘤复发和转移的作用，保障患者生存质量，延长患者生命周期。而且经培养后的免疫细胞具有识别和杀伤肿瘤细胞的功能，对于人体内正常的细胞组织起到保护的作用，一改放化疗“杀癌一千，自损八百”的模式。因此，生物治疗在国际上被公认为是肿瘤治疗的第四大新科技疗法。

生物治疗的显著特点：

1. 运用正常人赖以生存而肿瘤患者表达较低的生物细胞因子调动机体自身的免疫力量达到抗肿瘤作用，与放疗和化疗相比，副作用很小。

2. 采用分子靶向药物进行治疗，目标明确，对肿瘤细胞以外的正常细胞无影响，对不宜进行手术的中晚期肿瘤患者，能够明显遏制肿瘤的进展，延长患者生命。

3. 通过主动免疫能够激发全身性的抗肿瘤效应，作用范围更加广泛，特别适用于多发病灶或有广泛转移的恶性肿瘤。

这三大特点体现在六个方面：

1. 安全性。利用人体自身细胞杀死肿瘤细胞，无毒副作用。

2. 针对性。直接吞噬、杀伤肿瘤细胞。

3. 持久性。启动机体免疫系统，恢复机体免疫功能，持久杀伤肿瘤细胞。

4. 全身性。重建和提高患者全身的机体免疫功能，全面识别、搜索、杀伤肿瘤细胞，有效防止肿瘤的复发和转移。

5. 彻底性：提高机体免疫能力，彻底清除体内残留肿瘤细胞和微小转移病灶。

6. 适应证广

（1）有效治疗多种肿瘤，并能消灭对放、化疗不敏感及转移的肿瘤细胞。对肾癌、肾上腺癌及其转移癌、乳腺癌、胃癌、大肠癌、卵巢癌等癌细胞的杀伤活性都非常高。并对肺癌、肝癌、胰腺癌、恶性黑色素瘤、前列腺癌、原发性腹膜癌、白血病、恶性淋巴瘤（T淋巴瘤除外）及其转移癌、皮肤癌、口腔癌、喉癌、鼻咽癌、舌癌、唇癌、耳部肿瘤、甲状腺肿瘤、良性乳腺癌有着明显的疗效。

（2）原发灶去除后（手术、放疗），应用细胞免疫治疗预防复发和转移。

（3）肿瘤广泛转移，无法进行手术者，可以与放化疗配合使用。

（4）对放化疗不敏感或者无法耐受的肿瘤患者。

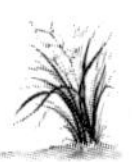

（5）常规治疗后（手术及放化疗）需要提高身体免疫机能者。

特别是对以下情况的患者，运用生物治疗有显著疗效：

（1）在放疗和化疗期间，因放、化疗毒副作用大，患者非常痛苦，采用放化疗和生物治疗联合疗法，可以降低化疗的毒副反应，减轻患者的痛苦，延长生存期，提高生活质量；增强化疗药物的敏感性，提高化疗疗效，防止肿瘤的转移与复发。

（2）手术治疗前使用生物治疗技术，能有效缩小癌体，防止癌细胞扩散及转移，为手术治疗提供一个良好的病理基础。

（3）手术后治疗，能有效地杀死手术中未完全清除的肿瘤细胞，提高患者机体免疫能力，有效防止肿瘤复发及转移。

（4）对于晚期肿瘤患者，目前传统的治疗手段基本上是束手无策，而肿瘤患者本身也因此而陷入失望乃至绝望中。生物治疗技术无疑能填补恶性肿瘤晚期治疗空白，使用生物治疗技术，能有效缩小癌体，提升患者的生存期，提高患者的生存质量，能极大地提高患者的生存及治疗信心。

（5）有些患者因为放化疗耐受性及身体条件的限制，不能进行传统方法的治疗，此时运用生物治疗技术，能直接杀伤肿瘤细胞，提升患者生命质量，延长生存期。

但并非所有癌症病人都能做生物治疗的，以下13种情况不能用生物治疗：

1. 正在使用免疫抑制药物，或器官移植后长期使用免疫抑制剂的患者。

2. 化疗、放疗后不足1～2周。

3. 有自身免疫性疾病的患者，如系统性红斑狼疮（SLE）、风湿性关节炎，或脉管炎患者。

4. 严重凝血功能异常者。

5. 近期内有活动性出血史者。

6. 严重感染未控制或高热患者。

7. 严重的心脑血管疾病、糖尿病患者；肾功能衰竭及尿毒症Ⅱ期以上者。

8. 脏器移植者，如肝脏、心脏和肾移植者。

9. 孕妇或哺乳期妇女。

10. 顽固性或持续性癫痫患者。

11. T细胞淋巴癌/瘤患者。

12. 恶病质患者。

13. 严重过敏体质者。

原已使用生物治疗，但出现了以下三种情况应退出生物治疗：

（1）病情恶化。

（2）患者产生无法忍受的毒性。

（3）患者要求退出治疗。

生物治疗整个过程，就是从患者外周血中采集单核细胞，在达到国家标准的实验室进行体外培养、诱导和肿瘤相关抗原刺激，以便获得成熟、具有识别肿瘤细胞能力的树突状细胞和数量更多、更有活性和杀伤力的自然杀伤细胞，然后将这两种细胞一共分为8次，犹如打点滴一样通过静脉回输到患者体内，用它们的特异性杀伤肿瘤细胞。

目前生物治疗，临床应用相对较为成熟或是研究热点的生物治疗有分子靶向治疗、肿瘤基因治疗和免疫治疗。

分子靶向治疗指使用小分子化合物、单克隆抗体、多肽等物质，特异性干预调节肿瘤细胞生物学行为的信号通路，从而抑制肿瘤的发展。

临床实践证明，靶向治疗不仅能“杀灭肿瘤”（如GIST），且诱导肿瘤细胞向正常细胞分化而“治愈肿瘤”（如APL），或者通过抑制癌基因信号，延缓肿瘤发展，使患者“带瘤生存”。从这个意义讲，靶向治疗是肿瘤治疗的里程碑，将发挥越来越大的作用，是划时代的进步。但是价格昂贵，尚须三思而行，况且，仍然有许多问

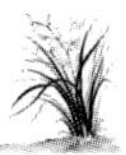

题尚需深入研究。诸如：①有些靶向药物与化疗药联合有协同作用，同样有的则拮抗。②同一种药治同一种病，东方人和西方人疗效完全不同。③靶向药物及其治疗的分子生物学基础、评价指标、分子分型等尚需深入了解。

分子靶向药物试用的品种甚多，从 1997 年 Rituximab 批准应用以来，已有单克隆抗体和小分子化合物两类计 20 来种被批准用于实体瘤治疗。单抗类分子靶向药物常用的有：Herceptin（贺赛汀）、Rituximab（美罗华）、IMC-C225；小分子化合物常用的有：Glivec（格列卫）、ZD1839（Iressa）、OSI774。分别治疗非霍奇金淋巴瘤、乳腺癌、多发性骨髓瘤、头颈部癌、甲状腺髓样癌、非小细胞肺癌、肝癌、胰腺癌、结直肠癌、胃肠间质肉瘤和肾癌等。

现简介以下 6 种两类分子靶向药物：

（1）Herceptin（贺赛汀）　是一种针对 HER-2/neu 原癌基因产物的人/鼠嵌合单抗，能特异地作用于 HER-2 受体过度表达的乳腺癌细胞。1998 年被美国 FDA 批准上市，无论单药还是与化疗药物合用治疗 HER-2/neu 过度表达的乳腺癌均取得了明显疗效。有一组临床试验表明，Herceptin 单药治疗 HER-2/neu＋＋或＋＋＋的晚期乳腺癌，有效率为 24%。与单纯化疗比较，Herceptin 与阿霉素、环磷酰胺或紫杉醇联合治疗转移性乳腺癌明显提高疗效。并且在化疗第 32 周时生活质量评分可保持更高的趋势。有许多临床试验报道了采用 Herceptin 和化疗药包括 paclitaxel、Gemcitabine、CBP 和 DDP 等用于治疗乳腺癌之外的其他恶性肿瘤，如肺癌、膀胱癌和食道癌等，初步结果均显示联合用药安全可靠。

（2）Rituximab（美罗华）　是一种针对 CD20 的人/鼠嵌合单抗，是治疗低度恶性淋巴瘤的最重要进展。对反复化疗后仍复发的低度恶性 B 细胞淋巴瘤，有研究报道，Rituximab 单药治疗有效率可达 48%，其中 6%为 CR，缓解持续时间可达 1 年左右。美罗华与化疗合并可提高疗效。38 届 ASCO 会议上，有不少采用 Rituximab

和化疗药联用治疗B细胞淋巴瘤的临床试验报道，均显示有较好疗效。较引人注目的还有R. Drapkin等人领导的一项多中心临床Ⅱ期试验，他们采用Rituximab与Pentostatin（喷司他丁，一种酶抑制药）联合应用治疗低度恶性B细胞淋巴瘤，初步结果有效率（CR+PR）达70%，尚有15%患者病情稳定（SD），且患者容易耐受。

（3）IMC-C225　是目前临床上最为先进的抗EGFR人/鼠嵌合单克隆抗体，有大量的临床试验研究正在进行之中，包括IMC-C225联合顺铂治疗转移或复发的头颈部肿瘤患者的Ⅲ期临床试验研究；IMC-C225单药治疗结直肠癌的Ⅱ期临床试验研究；IMC-C225联合顺铂/卡铂治疗对铂类治疗无效的转移或复发的头颈部鳞癌患者的I/II期临床试验研究；IMC-C225联合CPT-11和5-FU、CF治疗对铂类治疗表达EGFR的结直肠癌患者的II期临床试验研究。有些临床试验研究取得了初步的结果，Rosenberg AH等采用IMC-C225联合CPT-11和5-FU、CF治疗对铂类治疗表达EGFR的初治结直肠癌患者，有效率达44%，在CPT-11治疗失败的病例中，有效率仍可达22.5%。Baselga J等采用IMC-C225联合顺铂/卡铂治疗96例对铂类治疗无效的转移或复发的头颈部鳞癌患者，有效率（CR+PR）为14.6%，39.6%的患者病情稳定（SD）或轻度有效（MR）。E. S. Kim等采用IMC-C225联合泰素D治疗20例化疗失败的晚期非小细胞肺癌患者，有效率（PR）为20%（4例），30%的患者（6例）病情稳定（SD）。IMC-C225副作用主要为皮疹。由于IMC-C225为人/鼠嵌合性单抗，尽管其鼠源性通过抗体稳定区的人源化已大大降低，但还是存在可变区的异源性问题，多次应用仍有人抗鼠抗体的产生从而影响疗效。其完全人源化的单抗EMD-72000治疗头颈部肿瘤、卵巢癌的临床试验研究也在进行之中。

（4）Glivec（格列卫）　用于治疗慢性髓性白血病和恶性胃肠道间质肿瘤。

（5）ZD1839（Iressa）　是一种口服表皮生长因子受体-酪氨酸

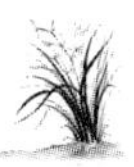

激酶（EGFR-TK）拮抗剂，属小分子化合物。主要用于治疗非小细胞性肺癌（NSCLC），对乳腺癌、前列腺癌及头颈部肿瘤等均证实有效。在单药治疗或联合治疗的临床研究中，患者均能良好耐受。采用单药 ZD1839 治疗非小细胞肺癌的临床Ⅱ期试验报道结果显示：疾病控制率（CR＋PR＋SD）可达 54.4%，且能明显提高患者的生活质量。采用 ZD1839 用于头颈部肿瘤的临床Ⅱ期试验报道结果显示：有效率（CR＋PR）达 20%，稳定（SD）达 35%，疾病控制率（CR＋PR＋SD）为 55%。采用 ZD1839 加卡铂及紫杉醇用于治疗非小细胞性肺癌（NSCLC）的Ⅲ期试验正在进行中。

（6）OSI-774　也是一种生长因子受体-酪氨酸激酶（EGFR-TK）拮抗剂，属小分子化合物。早期的研究发现，OSI-774 单药对非小细胞肺癌、头颈部肿瘤和卵巢癌有效。联合化疗药物的临床试验研究也在进行之中。在欧洲，进行了 OSI-774 联合健择＋顺铂治疗非小细胞肺癌的Ⅲ期临床试验研究；在美国，也进行了 OSI-774 联合泰素＋卡铂治疗非小细胞肺癌的Ⅲ期临床试验研究。

肿瘤基因治疗

基因治疗技术可以概括为两大类：一类为替代或添加技术。即将治疗基因用各种方法送入肿瘤或正常细胞。可以是抑癌基因或诱使肿瘤死亡的基因，也可以是各种细胞因子或免疫原性基因。如将多种抑癌基因或凋亡诱导基因导入细胞原，可以抑制肿瘤生长或凋亡。在实验中已有许多成功的报道。另一类为基因或其他物的封闭技术。如反义基因技术、核酸技术、RNA 干涉技术，可以封闭或降解基因或其产物以达到治疗目的，目前常用的有利用以上技术封闭过度表达的癌基因及其产物。肿瘤基因治疗有可能成为 21 实际抗肿瘤又一大利器。

免疫治疗

目前主要有非特异性免疫治疗、主动免疫治疗和被动免疫治疗。

非特异性免疫治疗应用较多的有卡介苗、短小棒状杆菌、酵母多糖、香菇多糖、OK132、细胞因子等。

主动免疫治疗药物现正进入临床试验。

被动免疫治疗目前有抗肿瘤导向治疗和过继免疫疗法。过继免疫疗法是近些年来涌现出来的新疗法。其理论基础源于肿瘤免疫学：认为肿瘤的免疫主要是细胞免疫。输注自身或同种特异性或非特异性肿瘤杀伤细胞不仅可纠正细胞免疫功能低下，并且可以直接发挥抗肿瘤作用。输注的细胞主要包括淋巴因子活化的杀伤细胞（LAK细胞）、肿瘤浸润性淋巴细胞（TIL 细胞）及细胞毒性 T 细胞（CTL细胞）。目前应用较多的是 IL-2/LAK 疗法，即在输注 LAK 细胞的同时输注一定量的 IL-2，以保证疗效。一般要求每次 LAK 细胞的输注是在 10^9 个以上，每天一次，连续 5 天一疗程。国外文献报道，用 IL-2/LAK 治疗肾细胞癌，有效率 35%，对非霍奇金淋巴瘤、直肠癌、膀胱癌、肝癌及癌性腹水，有效率在 22%～55%之间。目前临床主要用于全身性转移的肿瘤和癌性胸水、头颈部癌、肝癌、膀胱癌等。

四、民间医药

民间流传一些治疗癌症的单方、偏方、验方，现摘抄如下，仅供参考。

1. 红枣 18 粒，其中大的 8 粒，小的 10 粒，铁树 1 叶，半枝莲 50 克，白花蛇舌草 100 克，此为一日剂量。煎两次。第一次加水 15 碗煎 2 小时，第二次加水 10 碗煎 2 小时，然后将两次煎好的药水倒在一起，日夜当茶饮。服 3～4 个月为一疗程。服后，如大小便有浓血排出，视为药物清除毒物，勿惊慌。本方对肠癌效果显著，对肝癌、子宫癌、胃癌效果也不错。

2. 半枝莲 120 克，白花蛇舌草 150 克，合为 1 剂，加水 5.5 千克，煎两小时，日夜当茶饮，

3. 核桃枝煮鸡蛋，最好是土鸡蛋，鹌鹑蛋也可以代替，但不能

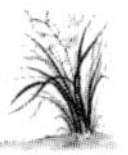

用鸭蛋。

4. 蝎子、蜈蚣、土鳖、僵蚕，每味 15 克，在新瓦上焙干，为末，混合拌匀，分成小包，每包重约 3 克，备用。服法有二，第一，将鸡蛋打开一个小洞，放一包药末入内，蒸熟内服；第二，取药一包，放入容器，将鸡蛋与药末搅匀，蒸成蛋糕服。每日服一次，10 天为一个疗程。注意：焙、煮均避用铁器，用炭火，每种药分别焙。

针对某一种癌症的治疗方

1. 鼻咽癌

（1）紫草根 30 克，水煎服，每日 1 剂。

（2）射干 60 克，水煎服。或捣敷或醋磨搽敷患处。

（3）15％～20％醋制硇砂溶液滴鼻，每日 3～4 次，一般可连续滴用，直至治愈后继用 2～3 个月。

（4）茯苓每日 30 克，水煎代茶饮，或以薏米 50 克，煎汤饮，连服 2 个月。

2. 甲状腺癌

（1）蛇皮 2 克，鸡蛋 1 枚。将蛋打一小孔，装入蛇皮末，封口煮食，每次服 1 枚，每日 3 次，连服 60 天为 1 个疗程。

（2）蛤肉带壳 60 克，紫菜 30 克，水煮，吃肉吃菜喝汤。每日 1 剂，连服 1 月为 1 个疗程，休息 3 天后进行第二疗程，可连用 8 个疗程。

3. 肺癌

（1）枇杷果 50 克，顿服，每日 1 次，常服。

（2）鲜龙葵 50 克，水煎服。

（3）羊胆或猪胆，每日半只冲服，连服 7 天，休息 3 天再服。

4. 食管癌

（1）猕猴桃根 250 克切成小段，洗净后酒内浸 1 周后饮用，每日服 3 次，每次 15 克，常服。

（2）猫胎盘，焙干研末，早晚各服6～10克，黄酒冲服。

（3）柿饼2枚，细嚼噙化，常服。

（4）韭菜绞汁20毫升，蒸鸡蛋2枚，每日分2次吞服，常服。

（5）韭黄50克，猪肉50克，共煮熟食，吃肉喝汤。

（6）核桃树枝或核桃树叶或青核桃煮鸡蛋常服。

（7）威灵仙30克，白蜜30克，水煎服，每日1剂，早晚分服，连服1周。

（8）百草霜炼蜜为丸，如芡实大，每服用新汲井水调化1丸，徐徐咽下。

（9）鲜鹅血每次饮20～50毫升，连服数天。

（10）新生小鼠，新瓦上焙干，研细面，每服5～6克，温酒冲服。

（11）大青叶，水酒各半冲服。

（12）棉花壳，水煎代茶饮。

5. 胃癌

（1）赭石20克，礞石20克，虎杖30克，海藻30克，白花蛇草30克，红花30克，蛇毒20克，龙葵25克，石见穿60克，沉香15克，川楝子15克，元胡10克，水煎服。

（2）断肠草（即胡蔓藤），水煎代茶饮。

（3）白木耳10克，加冰糖30克，水煎熟食，每日1剂，常服。

（4）紫草根30～45克，水煎服，每日1～2次。

（5）韭菜30克，大蒜15克，瘦猪肉45克，煮熟常服。

（6）生薏仁30克，冰糖30克，熬粥晨服，常服。

（7）向日葵秆心，单味煎水代茶饮。

（8）黄鱼鳔，香油炸脆，压碎成末，每次5克，每日3次，温开水送服。

（9）黄鼠狼1只，去毛及肠杂，加水煮熟（不加油盐），顿服。每隔1天吃1只，服后过4小时再吃饭。

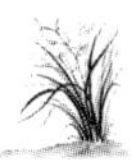

（10）牛反胃草约半小碗，牛唾液少许，洗米水 4 碗（约 1 千克），青壳鸭蛋 2 个，同煎成 1 碗，过滤服药液，每周 1 次。（牛反胃草及唾液的取法：当牛反刍时，用 1 竹营插入牛口腔中，便可取到反胃草；若将食盐少许放牛口腔中，便可取得牛唾液）

（11）藤梨根 15～30 克，与鸡肉或瘦猪肉炖食。

（12）鲜牛蒡旁根煮食，常服。

（13）生菱角肉 30 个，加水文火煮至浓黑色，分 2～3 次饮服。

6. 原发性肝癌

（1）爵床 60～90 克，水煎服，连服数月。

（2）三七 10 克，鹅血 30 克，水煮熟食，隔日服 1 次，应常服。

（3）田基黄 30 克，研细末，用砂糖开水兑服，每天 3 次。

（4）鲜猕猴桃根 100 克，瘦猪肉 200 克，炖熟吃肉喝汤，隔日 1 剂。

（5）莱菔子 30 克，莱菔缨 20 克，牛肉 40 克，水煮熟食，常服。

（6）团鱼 300 克，山楂 60 克，水煮熟食，3 日 1 剂，常服。

（7）龙葵全草 50～100 克，水煎服，每日 2 次。

7. 胰腺癌

（1）柿饼 2 个，每日 1 次嚼服，常服。

（2）猪、牛、羊等胰脏，每日 1 具煎服，常服。

（3）山楂制剂，如山楂果、山楂膏、山楂罐头等常服。

8. 大肠癌

（1）鲜猕猴桃生吃，每日 50 克，连服数月。

（2）水蛭 3 克，焙干研粉，开水冲服，每日 1 次。

（3）鸦胆子 15～25 粒，装入胶囊，温开水吞服。

9. 膀胱癌

（1）斑鸠烧鸡蛋，常服。

（2）香蕉、大枣适量常食。

10. 阴茎癌及外阴癌

(1) 猪脊髓60克，香油炸，常服。

(2) 六方藤50克，水煎服，每日1剂。

11. 乳腺癌

(1) 当归、川贝母、生地各15克，赤芍、莪术、香附、穿山甲、王不留行各10克，川芎、川牛膝各6克，桔梗、郁金、红花各9克。水煎，饭后服，每日1剂。

(2) 当归、赤芍、川贝母、香附、瓜蒌各15克，生地、栀子、穿山甲、莪术、王不留行、制乳香各10克，桔梗、青皮各6克，红花9克，黄芪30克。水煎服，每日1剂

(3) 秋树根白皮30克与鸡蛋同煎，饮水吃鸡蛋。

(4) 治乳癌初起，坚硬如鸡子大，生蟹壳数十个，放于瓦上焙干，研末，每次酒送下6克，1日服3次，忌食刺激性食物。

(5) 治乳癌初起，鲜小蓟草（连根）120克，洗净打烂绞汁，用陈酒60～90克冲服，每天2次，但以未溃为限，服至消散为止。

(6) 治乳癌初起，海金沙叶，捣敷患处。

(7) 治乳癌初起，过冬梨叶，以银针刺孔，或捣如泥状，贴患处，连贴5～10次。

(8) 治乳癌初起，山慈菇数枚，风干后，用醋磨敷患处。

(9) 治乳癌初起，苦参1个，酒糟适量，共捣烂涂。

(10) 治乳癌初起，水菖蒲根1000克，捣碎熬膏，摊布上，如膏药贴患处。

(11) 治乳癌初起，牙皂角9克，烧灰存性外敷。

(12) 治乳癌初起，水仙花根适量，捣烂，敷患处。

(13) 治乳癌初起，覆盆子根适量，酒、水各半煎服。

(14) 治乳癌初起，胡芦把子120克，盐水炒干研末，每服9克，1日1次，食前黄酒冲服。

(15) 治乳岩已溃、未溃，南瓜蒂煅炭存性研末，每服2个，黄

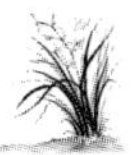

酒60克调和送下，早晚各服1次。能饮酒者可加重酒量，已经溃烂者，亦可外用香油调南瓜蒂灰外敷。

（16）治乳癌破溃腐烂，黄麻叶捣烂敷患处。

（17）治乳癌破溃腐烂，壁虎蛇2条，浸香油内，两月后，用鸡毛蘸油涂患处。

（18）治乳腺癌，大鲫鱼去头尾、内脏，只取肉，加盐少许捣烂，敷患处。

（19）治乳腺纤维癌，蜈蚣1～2条，焙干研末，和鸡蛋2枚同炒食，连食十数日。

（20）鱼鳔用香油炸脆，压碎，每服5克，日3次。

（21）鲜天门冬30～90克，榨汁内服，每日3次。

（22）龟板数块炙黄研末，黑豆捣烂，为丸，每日10克，温开水送下。

（23）油炸蚕蛹，每日10克，常服。

（24）鲜猕猴桃30克，每日2次，可常服。

（25）枸杞子果，每日20克，常服。

（26）蜘蛛数只，晒干研末，调茶油抹患处。

（27）怀山药粉50克，晨起冲服。

（28）鲜黄鱼10～20条，将脊翅撕下，贴石灰壁上，不令沾水，愈久愈好，用时火炙成炭为末，日服2～3次，每次服10～15克，陈酒送下，连服1个月。

（29）了哥王根30～60克，研末，用冷开水或米酒调敷。

（30）臭娘子根250克，水煎服。如溃烂可用此煎水洗患处。

（31）荷叶蒂7个烧末，酒调下。

（32）青蛙皮烧存性，研末，蜜和敷。

（33）紫背天葵一味，研末，老酒冲服，渣敷患处。

12. 子宫颈癌

（1）白英30克，水煎服。

（2）花椒 30 克，大枣 30 克，水煎常服。

（3）猫眼草 100 克，煮鸡蛋 3 个，煮熟后吃蛋喝汤。

（4）皂角树菌 120 克，猪油 250 克，共炖 7 小时。只服猪油汤，分 5 次服完，每 5 日炖服 1 次，共服 20 天。

（5）龙葵 30～60 克，水煎服，日 3 次。

（6）蜀羊泉 30 克，水煎服，每日 1 剂。

（7）新鲜脐带两端结扎，勿使流血，焙干研末，每服 0.5 克，日 3 次。

（8）白英 30 克，红枣 10 枚，水煎服，每日 1 次。

（9）枇杷叶切细，以湿粗纸包裹，于灰中煨热，装入布袋，趁热温熨患部，冷则换，1 日 2～3 次。

13. 子宫体癌

（1）四叶棒 60～120 克，大枣 60～120 克，水煎服，每日 1 剂，连服数剂。

（2）白菜 60 克，大枣 30 克，水煎服，每日 1 剂，连服数剂。

14. 绒毛膜癌

（1）龙葵 60 克，水煎服，每天 3 次。

（2）紫草根 60 克，每天煎服。

（3）紫草根粉 60 克，加水 500 毫升，浸泡 30 分钟，再用砂锅煮沸过滤即可，每日 100 毫升，分 4 次服。

15. 恶性淋巴癌

（1）醒消丸，每日 3 次，每次 1 克，3 个月为 1 个疗程。

（2）猕猴桃适量，经常服用。

（3）犀黄丸，每次 3 克，每日 2 次，开水或黄酒送服。

（4）光慈菇 30 克，猪肾及睾丸，煮熟，为副食常服。

（5）当归芦荟丸，每日 3 次，每次 3 克，3 个月为 1 个疗程。

（6）小金丹，每日早晚各服 1 丸，黄酒半杯温服。

（7）治胃淋巴肉瘤，核桃树枝 200～250 克，鸡蛋 3 枚，小火煮

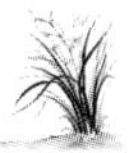

4 小时，吃蛋及部分汤汁，余汁分次服完。

16. 血癌（白血病）

(1) 六神丸：每日 180 粒，分 3～4 次口服，不能耐受者，由小剂量每日 30 粒开始，能耐受后迅速增至每日 180 粒。如有出血、感染时配合止血剂、抗生素及支持疗法等。

(2) 白花蛇舌草 60～90 克，水煎服，每日 1 剂。

(3) 蟾蜍洗净不剥皮，用剪子或刀子从腹壁正中线剖开（不去内脏），放入 1 个小鸡蛋至腹腔内，用线缝合关腹，然后加水 300～400 毫升，煮沸 30～40 分钟，至蟾蜍肉烂为宜，吃蛋不喝汤。治疗期间应配合加强营养等一般支持疗法。

(4) 治慢性粒细胞型白血病，靛玉红，一般每天 200～300 毫克，少数病人每日服 150 毫克，个别病人短期使用，每日 420～630 毫克，分 3 次口服，连续服用直至缓解，缓解后继续服或停药观察。

(5) 治慢性粒细胞型白血病，大黄䗪虫丸，每日 2～3 丸，4 周为 1 个疗程，用 1～8 个疗程不等。

(6) 青黛，装入胶囊中内服（煎服无效），每服 3～6 克，每日 3 次。

(7) 喜树根研粉，每次 3 克，每天服 3 次，白细胞下降后，改 1.5 克，每天服 3 克，维持量为每天 0.1～0.5 克。

(8) 柿叶 7 片，红枣 20 克，水煎服。或单用柿叶 60 克，水煎服。

(9) 菌灵芝 30 克，加水煎熬 2 小时服用，同时服蜂乳以增强疗效。

(10) 狗舌草 10～15 克，水煎后与同等米汤和匀，分 2 次服下，每天 1 剂。

(11) 治放射线引起的白血病，鸡血藤 30 克，长期煎服。

(12) 洗碗叶根，成人 9～18 克，每日 3 次，水煎服。

(13) 蒲葵子 50 克，红枣 6 枚，共煎汤饮，1 日分 2 次服，连服

20剂为1疗程。

17. 皮肤癌

（1）20%蟾蜍软膏外敷，3日后即可见效。

（2）黎芦研成粉末，以脂调膏外敷，数日一换。

（3）衣吉利研末油调外敷，每日换1次。

（4）治鳞状上皮癌，第1周内服鸦胆子仁每次9粒，第2周每次10粒，第3周每次11粒，第4周每次12粒，第5周每次15粒，均每日3次，用桂圆肉包饭后吞服。外搽鸦胆子仁凡士林膏，将鸦胆子仁捣碎，与凡士林混合，拌匀，外敷患处，每日1剂。

（5）鲜白屈菜叶，榨汁涂于患处。

（6）乌梅烧存性，研敷恶肉上。

（7）将无花果的树干割破，取其白色汁液，搽患处。

（8）鲜蛇葡萄根，捣烂敷患处。

当今，癌症治疗已逐渐进入综合治疗的时代。综合治疗是根据恶性肿瘤的类型、性质、病期和发展趋势，合理、有计划地将几种治疗手段联合应用的治疗策略。这需要多学科协作，共同制定综合治疗方案，有计划地分头实施，避免盲目无计划地治疗和过度治疗，以大幅提高患者的治愈率，并改善其生活质量。

老年人癌症患者如何选择治疗方式

手术治疗虽然能大面积地切除肿瘤细胞，但是却存在一定风险。一般来讲，老年癌症患者年龄大、体质弱，多数人全身主要脏器还伴有其他慢性疾病，如有慢性肺心病、高血压性心脏病、肾功能衰竭并伴有严重的功能障碍，在这种情形下，如果再用创伤大、伤元气的手术“治疗”，无异于雪上加霜。

再者，放化疗本身不具备免疫识别能力，可谓是“敌友”不分，往往在杀伤肿瘤细胞的同时，也大量杀伤人体正常的免疫细胞，年老体弱的患者，对于放化疗这样攻击性的治疗往往招架不住，所以

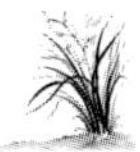

在临床上会经常出现年老体弱的患者因放化疗的毒副作用而被迫终止治疗的情况，对于这种终止治疗的患者来说，不但起不到治疗的作用，反而对身体造成了损伤，并且延误了病情。

相比之下，年老体弱患者可考虑生物治疗，最适宜传统医药治疗。因为传统医药比较安全、稳妥，可帮助老年肿瘤患者提高免疫力，更好地接受治疗，走向康复。上海一医疗机构对 1273 例 70 岁以上的癌症患者以中医药“零毒抑瘤”为主，辅以生活方式等的调整，有近六成的患者活过了 3 年，四成活过了 4 年，近四分之一活过了 5 年，且生存质量不错。

附录一　抗癌谱较广的一、二线抗癌化学药物

1. 多柔比星（又名阿霉素）

【适应证】本品抗癌谱较广，适用于急性白血病（淋巴细胞性和粒淋巴细胞性）、恶性淋巴瘤、乳腺癌、支气管肺癌（未分化小细胞性和非小细胞性）、卵巢癌、软组织肉瘤、成骨肉瘤、横纹肌肉瘤、尤文肉瘤、肾母细胞瘤、神经母细胞瘤、膀胱癌、甲状腺癌、前列腺癌、头颈部鳞癌、睾丸癌、胃癌、肝癌等。

【不良反应】90%的患者有恶心、呕吐、口腔溃疡、食欲减退、白细胞数减少（用药后10～14日下降至最低点，大多数在3周内逐渐恢复至正常水平），对心脏有较大毒性，可致心律失常、心衰、心肌损害。

2. 澳沙利铂

【适应证】主要用于大肠癌晚期一二线治疗和早期病人术后的辅助治疗；对卵巢癌、乳腺癌、胃癌、胰腺癌、非小细胞肺癌等也均有效。

【不良反应】胃肠道反应有恶心、呕吐和腹泻；神经系统毒性主要表现为感觉迟钝和（或）感觉异常，遇冷加重。偶尔有急性咽喉感觉障碍；骨髓抑制表现为贫血、血小板低下和白细胞减少。

3. 甲氨蝶呤（又名氨甲叶酸，氨克生）

【适应证】各类急性白血病（尤以儿童最佳），特别是急性淋巴细胞白血病、绒毛膜上皮癌、乳腺癌、卵巢癌、子宫颈癌、睾丸癌、支气管肺癌、头颈部癌等。

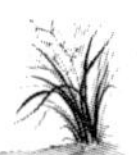

【不良反应】胃肠道反应包括口腔炎、口唇溃疡、咽喉炎、恶心、呕吐、腹痛、腹泻、消化道出血、食欲减退；肝功能损害包括黄疸、丙氨酸氨基转移酶和碱性磷酸酶等增高，长期口服可导致肝细胞坏死、脂肪肝、肝纤维化甚或肝硬变；骨髓抑制主要引起贫血、血小板和白细胞减少；此外，可引起脱发、皮疹、咳嗽、气短、血尿、蛋白尿、尿少、皮疹等。

4. 氟尿嘧啶（又名5-氟尿嘧啶）

【适应证】为绒毛膜上皮癌的主要化疗药，还可用于消化道癌肿，包括原发性和转移性肝癌、胆道系统癌肿和胰腺癌、乳腺癌、卵巢癌、宫颈癌、膀胱癌、皮肤癌、头颈部癌等。

【不良反应】恶心、呕吐、食欲减退、毛发脱落、周围白细胞减少，因有致畸、致癌、致突变性，孕妇及哺乳期妇女慎用。

5. 顺铂（又名顺氯氨铂）

【适应证】对睾丸癌、卵巢癌、膀胱癌有较好的疗效。对乳腺癌、宫颈癌、子宫内膜癌、肾上腺皮质癌、胃癌、肺癌、前列腺癌、头颈部鳞癌，以及儿童神经母细胞瘤、骨肉瘤、卵巢生殖细胞瘤均有一定疗效。本品与放射治疗联合应用时，有增敏作用。

【不良反应】

消化道反应：严重的恶心、呕吐为主要的限制性毒性。急性呕吐一般发生于给药后1～2小时，可持续1周左右。故用本品时需并用强效止吐剂，如5-羟色胺3（5-HT3）、受体拮抗止吐剂恩丹西酮等，基本可控制急性呕吐。

肾毒性：累积性及剂量相关性肾功能不良是顺铂的主要限制性毒性，一般剂量每日超过90毫克/平方米即为肾毒性的危险因素。主要为肾小管损伤。急性损害一般见于用药后10～15天，血尿素氮（BUN）及肌酐（Cr）增高，肌酐清除率降低，多为可逆性。反复高剂量治疗可致持久性轻至中度肾损害。

神经毒性：神经损害如听神经损害所致耳鸣、听力下降较常见。

末梢神经毒性与累积剂量增加有关，表现为不同程度的手、脚套样感觉减弱或丧失，有时出现肢端麻痹、躯干肌力下降等，一般难以恢复。癫痫及视神经乳头水肿或球后视神经炎则较少见。

骨髓抑制：骨髓抑制（白细胞和/或血小板下降）一般较轻，发生几率与每疗程剂量有关，若≤100毫克/平方米，发生几率约10%～20%，若剂量≥120毫克/平方米，则约40%，但亦与联合化疗中其他抗癌药骨髓毒性的重叠有关。

过敏反应：可出现脸肿、气喘、心动过速、低血压、非特异斑丘疹类皮疹。

其他：心脏功能异常、肝功能改变少见。

6. 高山尖杉酯碱

【适应证】用于各型急性非淋巴细胞白血病的诱导缓解期及继续治疗阶段，尤其对急性早幼粒性白血病、急性单核细胞性白血病、急性粒细胞性白血病疗效更佳，对慢性粒细胞性白血病等亦有一定疗效。

【不良反应】对骨髓各系列的造血细胞均有抑制作用。较常见的有心脏毒性，窦性心动过速、房性或室性过早搏动。尚可出现厌食、恶心、呕吐、脱发、皮疹。

7. 长春新碱（又名硫酸长春醛碱，硫酸醛基长春碱）

【适应证】急性白血病、恶性淋巴瘤、神经母细胞瘤、乳腺癌、支气管肺癌、软组织肉瘤及多发性骨髓瘤等。

【不良反应】主要引起神经系统持续时间较长的毒性，如手指和足趾有麻刺感、腱反射消失、麻痹性肠梗阻、腹绞痛、脑神经麻痹。

8. 门冬酰胺酶（又名左旋门冬酰胺酶）

【适应证】急性淋巴细胞性白血病（简称急淋）、急性粒淋巴细胞性白血病、急性单核细胞性白血病。对儿童急淋的诱导缓解期疗效最好。

【不良反应】常见的有：①过敏反应，呼吸困难、关节肿痛、皮

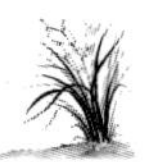

疹、皮肤瘙痒、面部水肿。②肝脏损害，肝功能多项异常，如血清丙氨酸氨基转移酶、门冬氨酸氨基转移酶、胆红素等升高，血清白蛋白等降低。③如果出现剧烈的上腹痛并伴有恶心、呕吐可能为胰腺炎，胃肠道反应有恶心、呕吐、腹泻。少见的有血糖过高、高尿酸血症、高热等。

9. 氨鲁米特

【适应证】对绝经后或卵巢切除后的晚期乳腺癌疗效较好。

【不良反应】发热、皮疹等过敏反应。亦可有恶心、呕吐、腹泻等胃肠反应，嗜睡、眩晕、共济失调等神经系统毒性。

10. 榄香烯

【适应证】合并放、化疗对肺癌、肝癌、食道癌、鼻咽癌、脑瘤、骨转移癌等可以增强疗效，降低放、化疗的毒副作用。

【不良反应】静脉炎、发热、皮疹等过敏反应。

11. 枸橼酸他莫昔芬（又名三苯氧）

【适应证】乳腺癌，对雌激素受体或孕激素受体阳性患者疗效更好。

【不良反应】面部潮红，脂肪肝，浮肿，食欲减退，恶心呕吐，月经周期紊乱，阴道分泌物增加及出血。大剂量（每日 240～320 毫克）应用一年以上会导致视网膜疾患、视觉失敏。少数可引起血栓形成。

12. 重组人干扰素 a2b

【适应证】慢性髓细胞性白血病、肾细胞癌、卵巢癌、基底细胞癌、表面膀胱癌、多发性骨髓瘤、非霍奇金淋巴瘤、恶性黑色素瘤、喉乳头状瘤、卡波肉瘤等。

【不良反应】发热、疲乏及寒战、恶心呕吐、食欲不振、嗜睡和精神混乱、白细胞和粒细胞减少、脱发、低血压、心律不齐或心悸等。

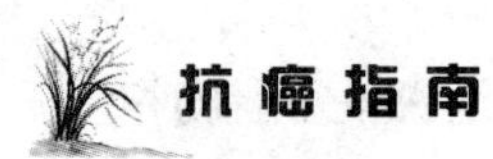

13. 安吖啶（又名胺苯吖啶）

【适应证】用于急性白血病，尤其是成人急性非淋巴细胞白血病的诱导缓解及缓解后继续治疗阶段的治疗，与其他类型的抗急性白血病药物组成联合化疗方案用于成人复发性、难治性的急性白血病、慢性髓性白血病急变期。

【不良反应】周围血白细胞减低、血小板减少、全血细胞减少、口腔炎、黏膜炎、胃纳减退，对心、肾功能亦有影响。

14. 盐酸丙卡巴肼（又名盐酸甲基苄肼）

【适应证】脑肿瘤（因可透过血脑屏障）。

【不良反应】白细胞及血小板减少、溶血、恶心呕吐、食欲不振及口腔炎、眩晕、嗜睡、精神错乱、皮炎、脱发等。

15. 恩度（重组人血管内皮抑制素注射液）

【适应证】该品联合长春瑞滨和顺铂化疗方案（NP 方案）用于治疗初治或复治的Ⅲ/Ⅳ期非小细胞肺癌患者。

【不良反应】本品常见不良反应主要有心脏不良反应，主要症状有窦性心动过速、房室传导阻滞、房性早搏、偶发室性早搏等，常见于有冠心病、高血压病史患者。建议在临床应用过程中，定期检测心电图，对有心脏不良反应的患者应用心电监护，对有严重心脏病未控制者应在医生指导下使用。少见不良反应有消化系统反应（偶见恶心、呕吐、腹泻，肝功能异常，主要包括无症状性转氨酶升高，黄疸主要为轻中度，罕见重度）、皮肤过敏反应（表现为全身斑丘疹，伴瘙痒）。用药初期少数患者可出现轻度疲乏、胸闷、心慌，绝大多数不良反应经对症处理后可好转，不影响继续用药，极个别病例因上述症状持续存在而停止用药。

16. 醋酸戈舍瑞林缓释植入剂（又名诺雷德）

【适应证】

（1）前列腺癌：适用于可用激素治疗的前列腺癌。

（2）乳腺癌：适用于可用激素治疗的绝经前期及绝经期妇女的

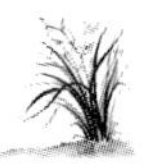

乳腺癌。

（3）子宫内膜异位症：缓解症状，包括减轻疼痛并减少子宫内膜损伤的大小和数目。

【不良反应】

（1）曾有报道出现皮疹，多为轻度，不需中断治疗即可恢复。偶然出现的局部反应包括在注射位置上有轻度瘀血。

（2）男性病人副作用包括面色潮红和性欲下降，少有必需中断治疗，偶见乳房肿胀和触痛，给药初期前列腺癌症病人可能有骨骼疼痛暂时性加重，应对症处理，尿道梗阻和脊髓压缩的个别病例也曾有报道。女性病人副作用有面色潮红、多汗及性欲下降，无需中止治疗；也曾观察到头痛，情绪变化如抑郁，阴道干燥及乳房大小的变化。

（3）治疗初期，乳腺癌病人会有症状加剧，应按症状进行处理。

17. 醋酸亮丙瑞林（又名抑那通）

【适应证】闭经前乳腺癌，前列腺癌。

【不良反应】

（1）间质性肺炎（＜0.1％）。

（2）过敏样症状（＜0.1％）。

（3）子宫内膜异位症、子宫肌瘤、闭经前乳腺癌患者由于雌激素降低作用而出现的更年期综合征样的精神抑郁状态（0.1％～5％）。

（4）对前列腺癌研究已报告出现抑郁状态（＜0.1％），由于本品对垂体-性腺系统的刺激作用而引起血清睾丸酮浓度升高，并发骨疼痛一过性加重，泌尿道梗阻或脊髓压迫（≥5％）。

（5）已有因使用本品引起血栓形成及肺栓塞症的报告。

18. 长春瑞滨（又名去甲长春花碱，诺维本，民诺宾，盖诺）

【适应证】主要用于非小细胞肺癌（NSCLC）、乳腺癌、卵巢癌、淋巴瘤等。本药治疗非小细胞肺癌单药应用有效率为14％～33％，与顺铂联合应用有效率为36％～52％。与多柔比星联合应用疗效进一步提高。

【不良反应】骨髓抑制较明显，主要是白细胞减少，多在7天内恢复。血小板减少和贫血不足2%。神经毒性主要表现为腱反射减低（约25%）及便秘（17%～41%），个别患者可有肠麻痹，多为卵巢病患者。2%～6%的患者有指（趾）麻木，但发生率远低于VCR和VDS。出现恶心呕吐和脱发的也较少（<10%）。此药对静脉有刺激性，应避免漏于血管外，注药完毕后应再给100～250毫升生理盐水冲洗静脉。

19. 盐酸吉西他滨（又名双氟脱氧胞苷、健择、泽菲）

【适应证】①晚期胰腺癌、晚期非小细胞肺癌、局限期或转移性膀胱癌及转移性乳腺癌的一线治疗；②晚期卵巢癌的二线治疗；③早期宫颈癌的新辅助治疗。本品抗瘤谱广，对其他实体瘤包括间皮瘤、食管癌、胃癌和大肠癌，以及肝癌、胆管癌、鼻咽癌、睾丸肿瘤、淋巴瘤和头颈部癌等均有一定疗效。

【不良反应】①血液系统：有骨髓抑制作用，可出现贫血、白细胞降低和血小板减少。②胃肠道：约2/3的患者出现肝脏转氨酶异常，多为轻度、非进行性损害；约1/3的患者出现恶心和呕吐反应，20%的患者需要药物治疗。③肾脏：约1/2的患者出现轻度蛋白尿和血尿，有部分病例出现不明原因的肾衰。④过敏：约25%的患者出现皮疹，10%的患者出现瘙痒，少于1%的患者可发生支气管痉挛。⑤其他：约20%的患者有类似于流感的表现；水肿/周围性水肿的发生率约30%；脱发、嗜睡、腹泻、口腔毒性及便秘发生率则分别为13%、10%、8%、7%和6%。

20. 依立替康［又名开普拓（进口）、亿迈林艾力（国产）］

【适应证】用于成人转移性大肠癌的治疗，对于经含5-Fu化疗失败的患者，本品可作为二线治疗。同时，伊立替康应用于胃癌、食管癌、广泛期小细胞肺癌的多种临床试验正在进行中，就已得出的阶段性观察结果来看，有很好的临床适用前景，值得密切关注。

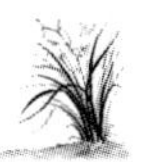

【不良反应】胃肠道：①腹泻（用药 24 小时后发生）是本品的剂量限制性毒性反应，在所有听从腹泻处理措施忠告的患者中 20%发生严重腹泻。出现第一次稀便的中位时间为滴注本品后第 5 天。有个别病例出现假膜性结肠炎，其中 1 例已被细菌学证实（难辨梭状芽胞杆菌）。②恶心与呕吐：使用止吐药后 10%患者仍发生严重恶心及呕吐。③其他胃肠道反应：腹泻及/或呕吐伴随脱水症状已有报道。少于 10%的患者发生与本品治疗有关的便秘。少见发生肠梗阻报道。其他轻微反应有厌食、腹痛及黏膜炎。

血液：中性粒细胞减少是剂量限制性毒性。78.7%的患者均出现过中性粒细胞减少症，严重者（中性粒细胞计数<500/立方毫米）占 22.6%。在可评价的周期内，18%出现中性粒细胞计数<1000/立方毫米，其中 7.6%的患者中性粒细胞计数<500/立方毫米，中性粒细胞减少症是可逆的和非蓄积的，到最低点的中位时间为 8 天，通常在第 22 天完全恢复正常。6.2%的患者（按周期为 1.7%）出现严重中性粒细胞减少症合并发热。10.3%的患者（按周期为 2.5%）出现感染；5.3%的患者（按周期为 1.1%）出现严重中性粒细胞减少症引起的感染，2 例死亡。贫血的发生率为 58.7%（其中 8%Hb<8 克/分升，0.9% Hb<6.5 克/分升）。7.4% 的患者（按周期为 1.8%）出现血小板减少症（<100000/立方毫米，其中 0.9%血小板<500000/立方毫米，按周期为 0.2%）。几乎所有患者均在第 22 天恢复。在上市后使用中，曾报道 1 例因抗血小板抗体导致外周血小板减少症的病例。

急性胆碱能综合征：9%的患者出现短暂严重的急性胆碱能综合征。主要症状为：早发性腹泻及其他症状，如用药后第一个 24 小时内发生腹痛、结膜炎、鼻炎、低血压、血管舒张、出汗、寒战、全身不适、头晕、视力障碍、瞳孔缩小、流泪、流涎增多，以上症状用阿托品治疗后消失。

其他：早期的反应如呼吸困难、肌肉收缩、痉挛及感觉异常等均有报道。少于10%的患者出现严重乏力，其与使用本品的确切关系尚未阐明。常见脱发，为可逆的。12%的患者在无感染或严重中性粒细胞减少症的情况下出现发热。轻度皮肤反应，变态反应及注射部位的反应尽管不常见，但也有报道。

实验室检查：血清中短暂、轻至中度转氨酶、碱性磷酸酶、胆红素水平升高的发生率分别为9.2%、8.1%和1.8%（指无进展性肝转移的患者）。7.3%的患者出现短暂的轻至中度血清肌肝水平升高。

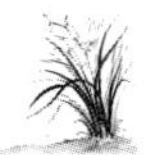

附录二　全球2011年十大（畅销）抗癌药物简介

本附录所列全球2011年十大抗癌药均为FDA批准应用。

“FDA”是美国食品药物管理局的英文缩写，它是国际医疗审核权威机构，由美国国会即联邦政府授权，专门从事食品与药品管理的最高执法机关。FDA是一个由医生、律师、微生物学家、药理学家、化学家和统计学家等专业人士组成的致力于保护、促进和提高国民健康的政府卫生管制的监控机构。通过FDA认证的食品、药品、化妆品和医疗器具对人体是确保安全而有效的。在美国等近百个国家，只有通过了FDA认可的药品、器械和技术才能进行商业化临床应用。

第一：Rituxan（美罗华）

FDA批准的适应证：1997年，非霍奇金淋巴瘤；2010年，慢性粒细胞白血病；2011年，魏格纳肉芽肿。

Rituxan是首个用于治疗癌症的单克隆抗体，在此之前，这类现在已经被广泛使用的药物市场低迷。Rituxan在癌症领域应用的成功改变了这一现状，为其他单克隆抗体治疗方法的研发扫清了障碍，包括它的姐妹产品，同样由Genentech公司研发的药物Campath和Avastin。

【药品名称】美罗华注射液。通用名：利妥昔单抗。英文名：Mabthera。

【性状】本品为淡黄色澄明液体，无异物、絮状物及沉淀。

本药除活性成分外，尚含有以下非活性成分：枸橼酸钠，聚山梨醇酯 80，氯化钠和注射用水。本药为无色澄清液体，贮存于无菌、无防腐剂、无致热原的单剂瓶中。

【药理作用】利妥昔单抗是一种嵌合鼠/人的单克隆抗体，该抗体与纵贯细胞膜的 CD20 抗原特异性结合。此抗原位于前 B 和成熟 B 淋巴细胞，但在造血干细胞、后 B 细胞、正常血浆细胞，或其他正常组织中不存在。该抗原表达于 95%以上的 B 淋巴细胞型的非霍奇金淋巴瘤。在与抗体结合后，CD20 不被内在化或从细胞膜上脱落。CD20 不以游离抗原形式在血浆中循环，因此，也就不会与抗体竞争性结合。利妥昔单抗与 B 淋巴细胞上的 CD20 结合，可引发 B 细胞溶解的免疫反应。细胞溶解的可能机制包括补体依赖性细胞毒性（CDC）和抗体依赖性细胞的细胞毒性（ADCC）。此外，体外研究证明，利妥昔单抗可使药物抵抗性的人体淋巴细胞对一些化疗药的细胞毒性敏感。

【适应证】适用于复发或化疗抵抗性 B 淋巴细胞型的非霍奇金淋巴瘤的病人。

【用法用量】作为成年病人的单一治疗药，推荐剂量为每平方米体表面积 375 毫克，静脉给药，每周 1 次，共 4 次，并适合门诊用药。滴注本药 60 分钟前可给予止痛药（如醋胺酚）和抗过敏药（如盐酸苯海拉明）。

推荐首次滴入速度为 50 毫克/小时，随后可每 30 分钟增加 50 毫克/小时，最大可达 400 毫克/小时。如果发生过敏反应或与输液有关的反应，应暂时减慢或停止输入。如病人的症状改善，则可将输入速度提高一半。随后的输入速度开始可为 100 毫克/小时，每 30 分钟增加 100 毫克/小时，最大可达到 400 毫克/小时。配置好的输注液不应静脉推注或快速滴注。

本药在儿童中应用的安全性和疗效尚未确定。

【不良反应】临床试验中观察到以下副作用。这些病人大多数曾

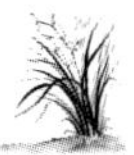

接受过多种治疗而且预后较差，这里所列的副作用不一定与使用本药治疗有关。

滴注相关症状首先表现为发热和寒颤，主要发生在第一次滴注时，通常在2个小时内。其他随后的症状包括恶心，荨麻疹/皮疹，疲劳，头痛，瘙痒，支气管痉挛/呼吸困难，舌或喉头水肿（血管神经性水肿），鼻炎，呕吐，暂时性低血压，潮红，心律失常，肿瘤性疼痛。其次常见的是原有的心脏病，如心绞痛和充血性心力衰竭加重。用药的不良反应随着滴注的继续而减轻。

少数病人发生出血性副作用，常常是轻微和可逆性的。严重的血小板减少和中性粒细胞减少的发生率为1.8%，严重贫血的发生率为1.4%。

尽管本药可诱发B淋巴细胞的清除，并与血清免疫蛋白减少有关，但在病人中，感染的发生率并不比预期的高，严重感染的发生明显少于传统化疗。在治疗期间及治疗后1年内，病人中的感染发生率分别为17%和12%，这些感染是常见的，非机会致病菌感染，而且是轻微的。

本药单一治疗在临床上并未引起明显的肝肾毒性，仅观察到肝功能参数轻微、暂时的上升。发生1%以上的副反应如下：

全身反应：腹痛，背痛，胸痛，颈部痛，不适，腹胀，滴注部位疼痛。

心血管系统：高血压，心动过缓，心动过速，体位性低血压，血管扩张。

胃肠道：腹泻，消化不良，厌食。

血液和淋巴系统：白细胞减少，淋巴结病。

代谢和营养紊乱：高血糖，周围性水肿。LDH增高，水肿，体重减轻，面部水肿，低血钙，尿酸升高。

肌肉骨骼系统：关节痛，肌痛，骨痛，张力过高。

神经系统：眩晕，焦虑，抑郁，感觉异常，躁动，失眠，紧张，嗜睡，神经炎。

呼吸道：咳嗽，哮喘，喉痉挛。

皮肤及附件：盗汗，出汗，皮肤干燥。

特殊感觉：泪腺分泌紊乱，耳痛，味觉障碍。

泌尿生殖系统：排尿困难，血尿。

其他的少于1%病人发生的严重副作用如下：凝血功能紊乱；肌酸磷酸激酶增加，高血钙；自发性骨折；皮肤肿瘤复发。

【禁忌证】禁用于已知对该产品的任何成分及鼠蛋白高敏感的病人。哺乳期妇女、儿童。

【注意事项】在与本药治疗的相关症状中，曾发生过暂时性低血压和支气管痉挛。以前曾患有肺部疾病的病人发生支气管痉挛的危险性可能会增高。此时应当暂时停止使用本药滴注，并给予止痛剂、抗过敏药，或必要时静脉输入生理盐水或支气管扩张药，症状均可减轻。由于在本药输入中可能发生暂时性低血压，所以需考虑在输入本药前12小时及输入过程中停止抗高血压药治疗，对有心脏病病史的病人（如心绞痛、心律不齐或心衰）应密切监护。

病人在静脉给予蛋白制品治疗时，可能会发生过敏样或高敏感性反应。若用本药时发生过敏反应，应给予抗过敏治疗，如肾上腺素、抗组胺药和皮质类固醇。

对中性白细胞数少于 1.5×10^9/升和/或血小板数少于 75×10^9/升的病人，使用该药要谨慎，因为这类病人的临床用药经验有限。在本药治疗期间，应注意定期观察全血细胞数，包括血小板数。

对驾驶和操作机器能力的影响：现今仍不知道利妥昔单抗是否对驾驶和操作机器能力有影响，但迄今为止有关药理作用和副作用的报道并未表明有这样的影响。

孕妇及哺乳期妇女用药尚未进行利妥昔单抗的动物生殖毒理学研究，也不知道本药治疗对孕妇的胎儿是否有损害，以及是否会影响孕妇的生育功能。但是已知免疫球蛋白 IgG 能通过胎盘屏障，故

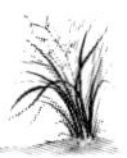

除非其可能的好处超过潜在的危险，本药不应用于孕妇。育龄妇女在使用本药治疗的12个月内应采取有效的避孕措施。现今仍不知道利妥昔单抗是否会被分泌到乳汁中。但是因母体IgG能被分泌到母乳中，故本药不应用于哺乳期妇女。

【药物相互作用】目前尚未见本药与其他药物相互作用的报道。当病人存在人抗鼠抗体（HAMA）或人抗嵌合抗体（HACA）滴度时，若使用其他诊断或治疗性单克隆抗体，会产生过敏或高敏反应。

【用药须知】在无菌条件下抽取需要量的本药，将其稀释于无菌、无致热原含0.9%生理盐水或5%葡萄糖溶液中，制成浓度为14毫克/毫升的利妥昔单抗液体，轻轻颠倒输液袋以混合溶液并防止起泡沫。因产品不含抗微生物防腐剂和抑菌剂，故必须采用无菌技术。胃肠外给药，在给药前应肉眼检查有无颗粒或变色。本药和聚氯乙烯、聚乙烯袋及输液装置间未发现配伍禁忌。

【规格】100毫克/10毫升×2瓶；500毫克/50毫升×1瓶。

第二：Avastin（阿瓦斯丁）

FDA批准的适应证：2004年，转移性结肠癌；2006年，非小细胞肺癌；2009年，脑癌与肾癌。

【药品名称】通用名称：贝伐珠单抗注射液。商品名称：安维汀。曾用名：阿瓦斯汀。

【性状】剂型：注射液。剂量：100毫克/4毫升；400毫克/16毫升。

【药理作用】安维汀是一种重组的人类单克隆IgG1抗体，通过抑制人类血管内皮生长因子的生物学活性而起作用。也就是说贝伐珠单抗可结合VEGF并防止其与内皮细胞表面的受体（Flt-1和KDR）结合。在体外血管生成模型上，VEGF与其相应的受体结合可导致内皮细胞增殖和新生血管形成。在接种了结肠癌的裸（无胸腺）鼠模型上，使用贝伐珠单抗可减少微血管生成并抑制转移病灶进展。

【注意事项】

（1）对贝伐珠单抗或其产品的任一组分过敏的患者应慎用。

（2）对妊娠的影响。以毫克/千克为单位，当给予家兔 2 倍推荐剂量的贝伐珠单抗时会产生畸形。观察到的影响包括母亲和胎儿体重的减少，胎儿流产的增加，胎儿身体和骨骼变化发生率的增加。所有剂量组均观察到了对胎儿的影响。

（3）对哺乳期母亲的影响。目前还不知道贝伐珠单抗是否能分泌到人的乳汁中。由于人的 IgG1 是能分泌到人的乳汁中的，因此由于其可能被胎儿摄取和吸收所致的危害还不得而知。在接受贝伐珠单抗治疗时及其后续的残留时间，考虑到产品的半衰期大约为 20 天（范围在 11～50 天），因此，这段时间内应停止哺乳。

【剂量和用法】首次应用阿瓦斯汀应在化疗后静脉输注 90 分钟以上。如果第一次输注耐受良好，第二次输注可为 60 分钟以上。如果 60 分钟也耐受良好，以后的输注可控制在 30 分钟以上。在主要手术后 28 天内不应开始贝伐珠单抗治疗。开始贝伐珠单抗治疗前，手术切口应完全愈合。

【剂量调整】不推荐使用贝伐珠单抗治疗时减少剂量。如果需要，贝伐珠单抗应按如下方法停用或暂时推迟使用。

患者如果出现消化道穿孔；需要医学处理的伤口开裂；严重出血；肾病综合征或高血压危象应永久停用。患者如果出现需进一步检测才决定的中到重度蛋白尿和医学处理尚未控制的严重高血压则推荐暂时推迟使用。在中到重度蛋白尿患者继续使用或暂时推迟使用贝伐珠单抗的危险性尚未明确。在选择性手术前，贝伐珠单抗应暂时停用几周。应在手术切口完全愈合后才能重新开始使用贝伐珠单抗。

【使用前准备】贝伐珠单抗应通过专业卫生人员采用无菌技术稀释后再输注。按 5 毫克/千克的剂量抽取所需的贝伐珠单抗，稀释到

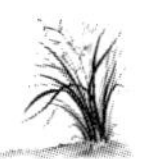

总体积为100毫升的0.9%氯化钠注射液中。由于产品不含防腐剂，应抛弃小瓶中的剩余部分。作为注射用药物，在使用前，应肉眼观察有无颗粒物质和变色。

稀释后的贝伐珠单抗溶液应在2℃～8℃环境中保存，最长可达8小时。贝伐珠单抗与聚氯乙烯和聚烯烃袋没有不相容。

贝伐珠单抗不应使用糖溶液配制或与糖溶液混合。

第三：Herceptin（赫赛汀）

FDA批准的适应证：1998年，转移性HER2阳性乳腺癌；2006年，早期HER2阳性乳腺癌的辅助治疗；2008年，额外的辅助治疗；2010年，HER2阳性胃癌或胃食管交界癌。

【药品名称】通用名称：注射用曲妥珠单抗。

商品名称：赫赛汀。

【成分】本品主要成分为曲妥珠单抗。

【性状】本药每瓶含浓缩曲妥珠单抗粉末440毫克，为白色至淡黄色冻干粉剂。

【药理作用】赫赛汀是一种重组DNA衍生的人源化单克隆抗体，选择性地作用于人表皮生长因子受体-2（HER2）的细胞外部位。在原发性乳腺癌患者中观察到有25%～30%的患者HER2过度表达。研究表明，HER2过度表达的肿瘤患者较无过度表达的无病生存期短。赫赛汀在体外及动物实验中均显示可抑制HER2过度表达的肿瘤细胞的增殖。另外，赫赛汀是抗体依赖的细胞介导的细胞毒反应（ADCC）的潜在介质。在体外研究中，赫赛汀介导的ADCC被证明在HER2过度表达的癌细胞中比HER2非过度表达的癌细胞中更优先产生。

【用法用量】初次负荷剂量：建议赫赛汀初次负荷量为4毫克/千克。90分钟内静脉输入。维持剂量：建议每周赫赛汀用量为2毫克/千克。如初次负荷量可耐受，则此剂量可于30分钟内输完赫赛汀，可一直用到疾病进展。根据国外市场调查资料显示：接受治疗的患者平均约连续使用24～26周。

【不良反应】所有不良事件的数据均由临床试验得到，本药均按推荐剂量单药或与化疗药［蒽环类（阿霉素或表阿霉素）加环磷酰胺或紫杉醇］合用。单独使用赫赛汀，有HER2过度表达的转移癌患者，已对进行过一个或多个化疗方案无效者单独使用本药。213例患者，下列不良反应发生率≥5%。整体：腹痛，意外损伤，乏力，背痛，胸痛，寒战，发热，感冒样症状，头痛，感染，颈痛，疼痛。心血管：血管扩张。消化：厌食，便秘，腹泻，消化不良，胃肠胀气，呕吐和恶心。代谢：周围水肿，水肿。肌肉骨骼：关节痛，肌肉疼痛。神经系统：焦虑，抑郁，眩晕，失眠，感觉异常，嗜睡。呼吸：哮喘，咳嗽增多，呼吸困难，鼻出血，肺部疾病，胸腔积液，咽炎，鼻炎，鼻窦炎。皮肤：瘙痒，皮疹。

【禁忌】对曲妥珠单抗或其他成分过敏的患者禁止使用。

【注意事项】本药必须在治疗癌症方面很有经验的内科医生的监测下使用。在使用本药治疗的患者中观察到有心脏功能减退的症状和体征，如呼吸困难，咳嗽增加，夜间阵发性呼吸困难，周围性水肿，S3奔马律或射血分数减低。与赫赛汀治疗相关的充血性心衰可能相当严重，并可引起致命性心衰、死亡、黏液栓子脑栓塞。特别在赫赛汀与蒽环类药（阿霉素或表阿霉素）和环磷酰胺合用治疗转移乳腺癌的患者中，观察到中至重度的心功能减退。在治疗前就有心功能不全的患者需特别小心。选择使用本药治疗的患者应进行全面的基础心脏评价，包括病史、物理检查和以下一或多项检查：EKG，超声心动图，MUGA扫描。目前尚无数据显示有合适的评价方法可确定病人有发生心脏毒性危险。在本药治疗过程中，左室功能应经常评估。若患者出现临床显著的左室功能减退应考虑停用赫赛汀。监测并不能全部发现将发生心功能减退的患者。约2/3有心功能减退的患者因有症状被治疗，大多数治疗后症状好转。治疗通

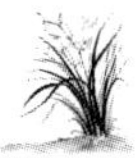

常包括利尿药、强心苷类药和/或血管紧张素转换酶抑制剂类药。绝大多数用本药治疗临床有效的有心脏症状和表现的患者继续每周使用赫赛汀，并未产生更多的临床心脏情况。在灭菌注射水中，苯乙醇作为防腐剂，它对新生儿和 3 岁以下的儿童有毒性。当本药用于已知对苯乙醇过敏的病人时，应用注射用水重新配制。

【孕妇及哺乳期妇女用药】在发育早期（孕 20～50 天）和晚期（孕 120～150 天）均观察到曲妥珠单抗经胎盘传送入胎儿。鉴于动物生殖研究结果并不能预示人类的反应，赫赛汀应不用于孕期妇女，除非对孕妇的潜在好处远大于对胎儿的潜在危险。

哺乳期猴子用 25 倍人每周维持量赫赛汀（2 毫克/千克）进行研究，显示曲妥珠单抗可分泌到乳汁里。出生 3 月内，幼猴血中存在曲妥珠单抗，对其生长发育无任何不利影响。

【儿童用药】小于 18 岁患者使用本药的安全性和疗效尚未确立。

【规格】440 毫克。

第四：Gleevec（格列卫）

FDA 批准的适用证：2002 年，胃肠道间质瘤；2006 年，费城染色体阳性急性淋巴细胞白血病、隆起状皮肤纤维肉瘤、骨髓增生性疾病、慢性嗜酸性粒细胞白血病、系统性肥大细胞增多症；2011 年，慢性粒细胞白血病；2012 年，胃肠间质瘤的辅助治疗。

Gleevec 是一种革命性的药品，它的存在将白血病从一种必死的疾病转变为可能的慢性病。根据 Science Life 的一项调查指出，在 Gleevec 出现之前，仅有 30％的慢性粒细胞白血病患者可以活过 5 年，而 Gleevec 将这一数字改写为 89％。

【药品名称】商品名：格列卫。通用名：甲磺酸伊马替尼。英文名：Glivec。

【性状】本品胶囊内容物为白色至类白色粉末。

【药理作用】甲磺酸伊马替尼在体内外均可在细胞水平上抑制

Bcr-Abl 酪氨酸激酶，能选择性抑制 Bcr-Abl 阳性细胞系细胞、Ph 染色体阳性的慢性粒细胞白血病和急性淋巴细胞白血病病人的新鲜细胞的增殖和诱导其凋亡。此外，甲磺酸伊马替尼还可抑制血小板衍化生长因子（PDGF）受体，干细胞因子（SCF），c-Kit 受体的酪氨酸激酶，从而抑制由 PDGF 和干细胞因子介导的细胞行为。

临床数据提示，有些病人可通过不同的机制产生耐药性。

【用法用量】开始剂量：对慢性粒细胞白血病急变期和加速期患者，甲磺酸伊马替尼的推荐剂量为每日 600 毫克；对干扰素治疗失败的慢性期患者，以及不能手术切除或发生转移的恶性胃肠道间质肿瘤（GIST）患者，推荐剂量为每日 400 毫克，均为每日一次口服，宜在进餐时服药，并饮一大杯水，只要有效，就应持续服用。

如果血象许可，没有严重药物不良反应，在下列情况下剂量可考虑从每日 400 毫克增加到每日 600 毫克，或从每日 600 毫克增加到每日 800 毫克（400 毫克，分 2 次服用）：疾病进展，治疗至少 3 个月后未能获得满意的血液学反应，已取得的血液学反应重新消失。

下列情况中必须调整剂量：

如治疗过程中出现严重非血液学不良反应（如严重水潴留），宜停药，直到不良反应消失，随后再根据该不良反应的严重程度调整剂量。

严重肝脏毒副作用时剂量的调整：如胆红质升高超过正常上限 3 倍或转氨酶升高超过正常范围上限 5 倍，宜停药，直到上述指标分别降到正常范围上限的 1.5 或 2.5 倍以下。

如果出现严重中性粒细胞和血小板减少，建议剂量减少到每日 400 毫克。如果血细胞持续减少 2 周，则进一步减少剂量到每日 300 毫克，如血细胞持续减少 4 周，宜停药，直到中性粒细胞$\geqslant 1.0\times 10^9$/升和血小板$\geqslant 20\times 10^9$/升再用，再用时剂量为每日 300 毫克。

肝功能衰竭患者的剂量：有肝功能损害者甲磺酸伊马替尼的血浆浓度可以升高，因此这些患者用本药时要谨慎。目前尚无肝功能

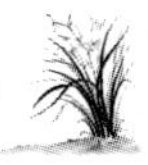

损害患者使用甲磺酸伊马替尼的临床资料，故无法提出剂量调整的建议。

肾功能衰竭的剂量：已知肌酐清除率可随年龄老化而降低，而年龄对甲磺酸伊马替尼的药代动力学无明显影响，由于尚未在肾功能损害患者中进行过临床试验，故无法提出剂量调整的建议。

以下情况资料不详，尚需注意：

儿童和青少年：尚无18岁以下患者使用甲磺酸伊马替尼治疗的安全性和有效性临床资料。

妊娠：动物研究表明，本药对生殖系统有毒性作用，但目前尚缺乏孕妇使用的资料，对胎儿可能的毒性目前不详。除非使用后可能的好处大于对胎儿的危害，否则妊娠期间不宜应用。如妊娠期间服用甲磺酸伊马替尼，必须告诉其对胎儿可能的危害。生育期妇女在服用甲磺酸伊马替尼期间应劝其同时进行有效的避孕。

哺乳：在动物实验中，甲磺酸伊马替尼及其代谢产物大量从乳汁中排出，但未进行过人体研究，用甲磺酸伊马替尼的妇女不应哺乳。

【不良反应】多数患者在服用甲磺酸伊马替尼期间会出现一些不良反应，但绝大多数属轻到中度。考虑到疾病本身也会产生症状，常难以明确他们的因果关系。临床试验过程中，因药物相关的不良反应而停药者，在α-干扰素治疗失败的慢粒慢性期患者中仅占1%，加速期中约占2%，慢粒急变期占5%。

最常见与药物治疗相关的不良事件有轻度恶心（50%～60%），呕吐，腹泻，肌痛及肌痉挛，这些不良事件均容易处理。所有研究中均报告有浮肿和水潴留，发生率分别为47%～59%和7%～13%，其中严重者分别为1%～3%和1%～2%。大多数患者的浮肿表现为眶周和下肢浮肿，也有报告为胸水、腹水、肺水肿和体重迅速增加的，此时通常暂停药，用利尿剂或给予某些支持治疗。个别患者情况严重，甚至威胁生命。有1例慢粒急变患者因并发胸水、充血性心力衰竭和肾功能衰竭的复杂临床情况而死亡。这些不良反应的发生率与剂量有一定关系，多见于每天≥600毫克时。

(1) 全身性异常

很常见：水潴留（10%）和周身浮肿（两者共51%）。

常见：发热、疲劳、乏力、畏寒和体重增加。

不常见：不适、出血和体重减轻。

(2) 传染病/感染

不常见：败血症、肺炎、单纯疱疹、带状疱疹和上呼吸道感染。

(3) 血液与淋巴系统异常

很常见：中性粒细胞减少（14%）、血小板减少（14%）和贫血（11%）。

常见：发热性中性粒细胞减少、全血细胞减少。

(4) 代谢和营养失衡

常见：食欲不振。

不常见：脱水、高尿酸血症、低钾血症、高钾血症、低钠血症、食欲增加。

(5) 精神异常

不常见：抑郁症。

(6) 神经系统异常

很常见：头痛（11%）。

常见：头晕、味觉障碍、感觉异常、失眠。

不常见：出血性卒中、晕厥、周围神经病变、感觉减退、嗜睡、偏头痛。

(7) 眼异常

常见：结膜炎、流泪增多。

不常见：眼刺激症状、视力模糊、结膜出血、眼干、眶周浮肿。

(8) 耳和迷路异常

不常见：头晕。

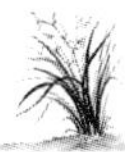

（9）心脏异常

不常见：心力衰竭、肺水肿、心动过速。

（10）血管异常

不常见：血肿、高血压、低血压、潮红、四肢发冷。

（11）呼吸道、胸和纵隔异常

常见：胸水、鼻衄。

不常见：呼吸困难、咳嗽。

（12）消化系统异常

很常见：恶心（56%）、呕吐（33%）、腹泻（24%）、消化不良（12%）。

常见：腹痛、腹胀、胀气、便秘、口干。

不常见：胃肠道出血、黑便、腹水、胃溃疡、胃炎、胃食道反流、口腔溃疡。

（13）肝胆系统异常

不常见：黄疸、肝酶升高、高胆红质血症。

（14）皮肤和皮下组织异常

很常见：周身浮肿（30%）、皮炎/湿疹/皮疹（共25%）。

常见：脸肿、眶周肿、瘙痒、红皮症、皮肤干燥、脱发、盗汗。

不常见：瘀斑、多汗、荨麻疹、指甲断裂、光过敏反应、紫癜。

（15）骨骼肌、结缔组织和骨异常

很常见：肌痉挛、疼痛性肌痉挛（33%）、骨骼肌肉痛包括关节肿胀（25%）。

不常见：坐骨神经痛。

（16）肾和泌尿系统异常

不常见：肾衰、肌酐升高。

（17）生殖系和乳房异常

不常见：男性乳房女性化、乳房肿大、阴囊水肿。

【禁忌证】对本药活性物质或任何赋形剂成分过敏者禁用。

【注意事项】一开始治疗就应由对慢性粒细胞白血病有治疗经验的医师进行。

大约有1%～2%服用甲磺酸伊马替尼的患者发生严重水潴留（胸水、浮肿、肺水肿和腹水），因此建议定期监测体重，如用药过程中体重出乎意料地快速增加，应作详细检查，必要时采取适当支持治疗和处理措施。

水潴留可以加重或导致心衰，目前尚无严重心衰者（按纽约心脏学会分类法的Ⅲ～Ⅳ级）临床应用甲磺酸伊马替尼的经验。对这些患者用本药要谨慎。

有肝功能损害者慎用本药。

甲磺酸伊马替尼治疗第1个月宜每周查1次全血象，第2个月每2周查1次，以后则视需要而定（如每2～3个月查1次）。若发生严重中性粒细胞或血小板减少，应调整剂量。

开始治疗前应检查肝功能（包括转氨酶、胆红质和碱性磷酸酶），随后每月查1次或根据临床情况决定，必要时宜调整剂量。

本药尚无有关对驾驶员或机器操纵者能力可能发生影响的信息和资料。

【药物相互作用】

（1）健康志愿者同时服用单剂酮康（CYP3A4抑制剂）后，甲磺酸伊马替尼的药物暴露量大大增加（平均最高血浆浓度和曲线下面积可分别增加26%和40%），因此同时服用甲磺酸伊马替尼和CYP3A4抑制剂（如酮康唑、伊曲康唑、红霉素和克拉仙）时必须谨慎。

（2）在临床研究中发现，同时给予苯妥英药物后，甲磺酸伊马替尼的血浆浓度降低，疗效减低。其他诱导剂如地塞米松、卡他咪嗪、利福平、苯巴比妥等，可能有类似问题，但尚未进行专门研究，因此同时服用这些药物时须谨慎。

当同时服用本药和治疗窗狭窄的CYP3A4底物（如环孢素、哌

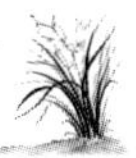

咪清）时应谨慎。甲磺酸伊马替尼可增加经 CYP3A4 代谢的其他药物（如苯二氮类、双氢吡啶、钙离子拮抗剂和 HMG-COA 还原酶抑制剂等）的血浆浓度。

（3）甲磺酸伊马替尼在体外还可抑制 CYD2C9CYD2C19 的活性，同时服用华法令后可见到凝血酶原时间延长。因此在用甲磺酸伊马替尼治疗的始末或更改剂量时，若同时在用双香豆素，宜短期监测凝血酶原时间。应告知病人避免使用含有扑热息痛的非处方药和处方药。

第五：Eloxatin（乐沙定）

FDA 批准的适应证：2002 年，大肠癌；2004 年，大肠癌的辅助治疗。

【药品名称】乐沙定。别名：奥沙利铂，草酸铂。英文名 Oxaliplatin for Injection。

【性状】本品为白色或类白色冻干的疏松块状物或粉末。

【药理毒理】本品出现铂类化合物的一般毒性反应。出现种属特异的心脏毒性。本品未出现顺铂的肾脏毒性，亦无卡铂的骨髓毒性。本品属于新的铂类衍生物，本品通过产生烷化结合物作用于 DNA，形成链内和链间交联，从而抑制 DNA 的合成及复制。本品与 DNA 结合迅速，最多需 15 分钟，而顺铂与 DNA 的结合两时相，其中包括一个 48 小时后的延迟相。在人体内给药 1 小时之后，通过测定白细胞的加合物，可显示其存在。复制过程中的 DNA 合成，其后 DNA 的分离、RNA 及细胞蛋白质的合成均被抑制。某些对顺铂耐药的细胞系，本品治疗有效。

【适应证】用于经氟尿嘧啶治疗失败后的结直肠癌转移，可单独或联合氟尿嘧啶使用。

【用法用量】在单独或联合用药时，推荐剂量为按体表面积一次 130 毫克/平方米，加入 250～500 毫升 5%葡萄糖溶液中输注 2～6

小时。没有主要毒性出现时，每3周（21天）给药1次。调整剂量以安全性，尤其是神经学的安全性为依据。

【禁忌证】

（1）对铂类衍生物有过敏者禁用；

（2）妊娠及哺乳期间慎用。

【不良反应】

（1）造血系统：本品具有一定的血液毒性。当单独用药时，可引起下述不良反应：贫血、白细胞减少、粒细胞减少、血小板减少，有时可达3级或4级。当与5-氟尿嘧啶联合应用时，中性粒细胞减少症及血小板减少症等血液学毒性增加。

（2）消化系统：单独应用本品，可引起恶心、呕吐、腹泻。这些症状有时很严重。当与5-氟尿嘧啶联合应用时，这些药品副作用显著增加。建议给予预防性和/或治疗性的止吐用药。

（3）神经系统：以末梢神经炎为特征的四周性感觉神经病变。有时可伴有口腔四周、上呼吸道和上消化道的痉挛及感觉障碍。甚至类似于喉痉挛的临床表现而无解剖学依据。可自行恢复而无后遗症。这些症状常因感冒而激发或加重。感觉异常可在治疗休息期减轻，但在累积剂量大于800毫克/平方米（6个周期）时，有可能导致永久性感觉异常和功能障碍。在治疗终止后数月之内，3/4以上病人的神经毒性可减轻或消失。当出现可逆性的感觉异常时，并不需要调整下一次本品的给药剂量。给药剂量的调整应以所观察到的神经症状的持续时间和严重性为依据。当感觉异常在两个疗程中间持续存在，疼痛性感觉异常和/或功能障碍开始出现时，本品给药量应减少25%（或100毫克/平方米），假如在调整剂量之后症状仍持续存在或加重，应停止治疗。在症状完全或部分消失之后，仍有可能全量或减量使用，应根据医师的判定做出决定。

【注重事项】

（1）本品应在具有抗癌化疗经验医师的监督下使用。

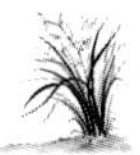

（2）由于本品对消化系统有毒性，如出现恶心、呕吐，应给予预防性或治疗性的止吐用药。

（3）当出现血液毒性时（白细胞＜2000/立方毫米或血小板＜50000/立方毫米），应推迟下一周期用药，直到恢复。

（4）在每次治疗之前应进行血液学计数和分类，亦应进行神经学检查，之后应定期进行。

（5）不要与碱性的药物或介质、氯合物等一起使用，也不要用含铝的静脉注射器具。

（6）对胎儿可能有毒性，本品在孕期禁用。其乳汁排泄的研究尚未进行，禁用于哺乳期。

【药物相互作用】因与氯化钠和碱性溶液存在配伍禁忌，本品不要与氯化钠或碱性制剂混合或通过同一条静脉同时给药。体外研究显示，在红霉素、水杨酸盐、紫杉醇和丙戊酸钠等物质存在的情况下，本品的蛋白结合无明显变化。在动物和人的体内研究中显示，与5-氟尿嘧啶联合应用具有协同作用。

【药品规格】冻干粉：50毫克/瓶，100毫克/瓶。

第六：Alimta（力比泰）

FDA批准的适应证：2004年，恶性胸膜间皮瘤；2008年，非小细胞肺癌；2009年，非小细胞肺癌的长期治疗。

【性状】本品为白色至淡黄色或绿黄色的冷冻干燥固体。

【药理毒理】药理作用：力比泰是一种结构上含有核心为吡咯嘧啶基团的抗叶酸制剂，通过破坏细胞内叶酸依赖性的正常代谢过程，抑制细胞复制，从而抑制肿瘤的生长。体外研究显示，力比泰能够抑制胸苷酸合成酶、二氢叶酸还原酶和甘氨酰胺核苷酸甲酰转移酶的活性，这些酶都是合成叶酸所必需的酶，参与胸腺嘧啶核苷酸和嘌呤核苷酸的生物再合成过程。力比泰通过运载叶酸的载体和细胞膜上的叶酸结合蛋白运输系统进入细胞内。一旦力比泰进入细胞内，它就在叶酰多谷氨酸合成酶的作用下转化为多谷氨酸的形式。多谷氨酸存留于细胞内成为胸苷酸合成酶和甘氨酰胺核苷酸甲酰转移酶的抑制剂。多谷氨酸化在肿瘤细胞内呈现时间－浓度依赖性过程，而在正常组织内浓度很低。多谷氨酸化代谢物在肿瘤细胞内的半衰期延长，从而也就延长了药物在肿瘤细胞内的作用时间。

临床前研究显示，力比泰体外可抑制间皮瘤细胞系的生长。

人群药效学分析采用的指标是绝对中性粒细胞计数，此时人群接受的为单药力比泰，未接受叶酸和维生素 B_{12} 的补充治疗。通过观察粒细胞最低值来判断血液学毒性发生的严重程度，结果发现其与本品全身给药剂量呈负相关关系。研究中也发现，如果患者基线检查时胱硫醚或高半胱氨酸浓度高，那么其绝对粒细胞计数下降得会更为严重。叶酸和维生素 B_{12} 可以降低胱硫醚或高半胱氨酸这两种底物的浓度。经过力比泰多周期治疗，未见对中性粒细胞的累积毒性。

力比泰全身给药后，中性粒细胞下降至最低点的时间约为 8～9.6 天，经过最低点后，中性粒细胞计数恢复至基线水平的时间为 4.2～7.5 天。

遗传毒性：小鼠骨髓体内微核测定显示，力比泰是断裂剂，但体外的多个实验研究均未显示致突变作用。

生殖毒性：力比泰按照每天 0.1 毫克/千克或更大剂量（相当于人类推荐用量的 1/1666）给予雄性小鼠，可导致生育能力下降、精液过少和睾丸萎缩。

【禁忌】禁用于对力比泰或药品其他成分有严重过敏史的患者。

【用法用量】临床研究显示，给予叶酸和维生素 B_{12} 补充治疗的患者，接受本品治疗时总的不良反应发生率降低。

【注意事项】对于肌酐清除率＜45 毫升/分钟的患者，不应给予本品治疗。临床研究中，曾有一位严重肾功能不全（肌酐清除率 19 毫升/分钟）的患者，未接受叶酸和维生素 B_{12} 补充治疗，接受单药本品治疗后，死于药物相关毒性。

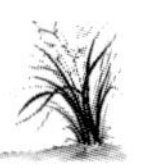

骨髓抑制是常见的剂量限制性毒性。应根据既往治疗周期中出现的最低中性粒细胞、血小板值和最严重非血液学毒性来进行剂量调整。

本品应在有抗肿瘤药物应用经验的医师指导下，在有足够诊断与治疗技术的医疗机构进行治疗，这也可以保证并发症的及时处理。给药前未给予类皮质激素预处理的患者易出现皮疹。地塞米松（或相似药物）预处理可以降低皮肤反应的发生率及严重程度。

本品是否导致体液潴留例如胸水或腹水还不清楚。对于临床有明显症状的体液潴留患者，可以考虑本品用药前进行体腔积液引流。

所有准备接受本品治疗的患者，用药前需完成包括血小板计数在内的血细胞检查和血生化检查，给药后需监测血细胞最低点及恢复情况，临床研究时每周期的开始、第 8 天和第 15 天需检查上述项目。

尚没有研究证明，服用本品是否对患者驾驶和操作机器造成影响，然而研究证明，本品可能导致疲劳，如果有这种情况发生，患者应被告知小心驾驶和操作机器。

妊娠妇女接受本品治疗可能对胎儿有害。妊娠 6～15 天的小鼠，静脉予以 0.2 毫克/千克（0.6 毫克/平方米）或 5 毫克/千克（15 毫克/平方米），有胎儿毒性并能致畸。给予小鼠 0.2 毫克/千克剂量（大约为人类推荐剂量的 1/833）本品即可引起胎儿畸形，5 毫克/千克时可导致腭裂（相当于人类推荐剂量的 1/33）。胚胎毒性主要表现于胚胎死亡率增加，同时胚胎发育迟缓。没有有关妊娠妇女接受本品治疗的研究，因此建议患者避孕。如果在妊娠期间使用了本品或患者在使用本品期间怀孕，应告之可能对胎儿的潜在危险。

本品或其代谢产物是否能从乳汁中分泌尚未确定。但是本品可能对吃奶的婴儿有潜在严重危害，接受本品治疗的母亲应停止哺乳。

【药物相互作用】化疗药物顺铂不改变比力泰的药代动力学，比力泰也对所有铂类药物的药代动力学无影响。

同时给予口服叶酸和肌注维生素 B_{12} 不改变比力泰的药代动力学。

给予低到中等剂量（每 6 小时 325 毫克）的阿司匹林，未影响比力泰的药代动力学。高剂量的阿司匹林对比力泰药代动力学影响目前还不清楚。

肾功能正常患者，布洛芬每日剂量为 400 毫克，4 次/日时，可使比力泰的清除率降低 20%。更高剂量的布洛芬对比力泰药代动力学影响目前还不清楚。

本品主要通过肾小球的过滤和肾小管的排泄作用，以原药形式从尿路排出体外。同时给予对肾脏有危害的药物会延迟本品的清除，同时给予增加肾小管负担的其他药物（例如丙磺舒）也可能延迟本品的清除。

长半衰期的非甾体类抗炎药与本品有潜在相互作用，目前还不确定。但在应用本品治疗前 5 天、用药当天和用药后 2 天，也要中断非甾体类抗炎药的治疗。如果一定要应用非甾体类抗炎药，一定要密切监测毒性反应，特别是骨髓抑制、肾脏及胃肠道的毒性。

【药物过量】仅有几例本品药物过量的报告。报告的主要不良反应为中性粒细胞减少、贫血、血小板减少、黏膜炎和皮疹。一旦发生药物过量，应立即在医生指导下采取恰当的医疗措施。

临床研究中，如果出现 3 天以上 4 度白细胞减少或 3 天以上 4 度中性粒细胞减少，可以使用甲酰四氢叶酸，如果出现 4 度血小板减少或 3 度血小板减少相关的出血或 3/4 度黏膜炎，应立即使用甲酰四氢叶酸。甲酰四氢叶酸的推荐使用剂量和方法是：静脉给药，第 1 次剂量 100 毫克/平方米，以后 50 毫克/平方米，每 6 小时 1 次，连用 8 天。

通过透析解除本品过量的作用尚未确定。

【规格】500 毫克/瓶；100 毫克/瓶。

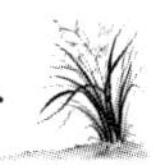

第七：Erbitux（艾比妥）

FDA批准的适应证：2004年，EGFR阳性结肠癌；2006年，头颈癌的二线药物；2011年，复发或转移性头颈药物。

为第一个获准上市的靶向单克隆抗体，是大肠癌生物靶向治疗新药。

中国工程院院士孙燕指出："与传统化疗药物相比，艾必妥这类分子靶向治疗药物就像是精确制导的生物导弹，可以精确打击肿瘤细胞而很少伤及正常的细胞；艾必妥在作用机理上也与传统化疗药物不同，因而不但没有传统化疗药物那样严重的副作用，而且对于传统化疗药物——伊立替康耐药的晚期转移性结肠癌患者，艾必妥依然可以取得令人满意的效果，甚至逆转一部分患者耐药的情况。在转移性结直肠癌的一线治疗中，艾必妥与FOLFOX-4联合应用达到了迄今报道的最高缓解率（81%）。"

【药品名称】通用名：西妥昔单抗。英文商品名：Erbitux。英文通用名：cetuximab。

【药理作用】本品可与表达于正常细胞和多种癌细胞表面的EGF受体特异性结合，并竞争性阻断EGF和其他配体，如与α转化生长因子（TGF-α）的结合。本品是针对EGF受体的IgG1单克隆抗体，两者特异性结合后，通过对与EGF受体结合的酪氨酸激酶（TK）的抑制作用，阻断细胞内信号转导途径，从而抑制癌细胞的增殖，诱导癌细胞的凋亡，减少基质金属蛋白酶和血管内皮生长因子的产生。

本品单剂治疗或与化疗、放疗联合治疗时的药动学呈非线性特征。当剂量从20毫克/平方米增加到400毫克/平方米时，药时曲线下面积（AUC）的增加程度超过剂量的增长倍数。当剂量从20毫克/平方米增加到200毫克/平方米时，清除率（Cl）从0.08升/（平方米·小时）下降至0.02升/（平方米·小时），当剂量>200毫克/

平方米时，Cl 不变。表观分布容积与剂量无关，接近 2～3 升/平方米。

本品 400 毫克/平方米滴注 2 小时后，平均最大血药浓度为 184 微克/毫升（92～327 微克/毫升），平均消除半衰期为 97 小时（41～213 小时）。按 250 毫克/平方米滴注 1 小时后，平均最大血药浓度为 140 微克/毫升（120～170 微克/毫升）。在推荐剂量下（初始 400 毫克/平方米，以后一周 250 毫克/平方米）到第 3 周时，本品达到稳态血药浓度，峰值、谷值波动范围分别为 168～235 微克/毫升和 41～85 微克/毫升。平均消除半衰期为 114 小时（75～188 小时）。

【临床评价】一项多中心随机Ⅱ期临床对照研究评价了本品治疗转移性结直肠癌的疗效。329 例 EGF 受体过度表达的受试者中，206 例为男性，平均 59 岁（26～84 岁），58%为结肠癌患者，40%为直肠癌患者，其中 63%的患者用奥沙利铂（oxaliplatin）治疗无效。研究中患者随机分成 2 组，本品和伊立替康联用药组 218 例，本品单用组 111 例。本品的初始剂量为一周 400 毫克，随后一周 250 毫克，治疗终点为疾病进展或出现不能耐受的不良反应。结果显示，联合治疗组和本品单用组有效率分别为 22.9%和 10.8%。疗效平均持续时间，联合治疗组和本品单用组分别为 5.7 和 4.2 个月；与本品单用组相比，联合治疗组患者明显延缓了疾病的进展。

另一项多中心单组开放性临床研究，评价了 57 例 EGF 受体过度表达的转移性结直肠癌患者单用本品治疗的疗效。患者先前均接受过伊立替康治疗，其中 28 例在接受伊立替康治疗后 EGF 受体仍呈过度表达。经本品治疗后，总有效率为 9%，其中伊立替康治疗无效组的有效率为 14%，疾病进展的平均时间分别为 1.4 和 1.3 个月。两组的疗效持续时间平均为 4.2 个月。

【适应证】本品单用或与伊立替康联合用于表皮生长因子（EGF）受体过度表达的，对以伊立替康为基础的化疗方案耐药的转移性直肠癌的治疗。

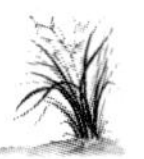

【不良反应】本品耐受性好，不良反应大多可耐受，最常见的是痤疮样皮疹、疲劳、腹泻、恶心、呕吐、腹痛、发热和便秘等。其他不良反应还有白细胞计数下降、呼吸困难等。皮肤毒性反应（痤疮样皮疹及皮肤干燥、裂伤和感染等）多数可自然消失。少数患者可能发生严重过敏反应、输液反应、败血症、肺间质疾病、肾衰、肺栓塞和脱水等。在接受本品单药治疗和本品与伊立替康联合治疗的患者中，分别有5%和10%的患者因不良反应退出治疗。

【注意事项】使用本品前应进行过敏试验，静脉注射本品20毫克，并观察10分钟以上，结果呈阳性的患者慎用，但阴性结果并不能完全排除严重过敏反应的发生。

本品常可引起不同程度的皮肤毒性反应，此类患者用药期间应注意避光。轻至中度皮肤毒性反应无需调整剂量，发生重度皮肤毒性反应者，应酌情减量。

研究发现，女性患者的药物清除率较男性低25%，但疗效和安全性相近，无需根据性别调整剂量。因本品能透过胎盘屏障，可能会损害胎儿或影响女性的生育能力，故孕妇及未采取避孕措施的育龄妇女慎用。因本品可通过乳汁分泌，故哺乳期妇女慎用。在本品对儿童患者的安全性尚未得到确认前，儿童禁用。

严重的输液反应发生率为3%，致死率低于0.1%。其中90%发生于第1次使用时，以突发性气道梗阻、荨麻疹和低血压为特征。因部分输液反应发生于后续用药阶段，故应在医生监护下用药。发生轻至中度输液反应时，可减慢输液速度或服用抗组胺药物，若发生严重的输液反应需立即停止输液，静脉注射肾上腺素、糖皮质激素、抗组胺药物，并给予支气管扩张剂及输氧等治疗。部分患者应禁止再次使用本品。此外，在使用本品期间如发生急性发作的肺部症状，应立即停用，查明原因，若确系肺间质疾病，则禁用并进行相应的治疗。

【剂量用法】推荐起始剂量为400毫克/平方米，滴注时间120

分钟，滴速应控制在5毫升/分钟以内。维持剂量为一周250毫克/平方米，滴注时间不少于60分钟。提前给予H_1受体阻断剂，对预防输液反应有一定作用。使用前勿振荡、稀释。

【规格】每50毫升含有本品100毫克。

第八：Velcade（万珂）

FDA批准的适应证：2003年，多发性骨髓瘤；2006年，套细胞淋巴瘤；2008年，多发性骨髓瘤的一线药物。

【成分】本品主要成分为硼替佐米。

【性状】本品为白色或类白色块状物或粉末。

【药理学】是哺乳动物细胞中26S蛋白酶体糜蛋白酶样活性的可逆抑制剂。体外试验证明，对多种类型的癌细胞具有细胞毒性。临床前肿瘤模型体内试验证明，能够延迟包括多发性骨髓瘤在内的肿瘤生长。

【适应证】本品用于多发性骨髓瘤患者的治疗，患者在使用本品前至少接受过两种治疗，并在最近一次治疗中病情还在进展。

【剂量用法】本品须用3.5毫升生理盐水完全溶解后在3～5秒内通过导管静脉注射，随后使用注射用0.9%氯化钠溶液冲洗。

成人推荐剂量单次注射1.3毫克/平方米，每周注射2次，连续注射2周后停药10天。3周为1个疗程，两次给药至少间隔72小时。

在临床研究中，被确认安全有效的患者再接受另外2个周期的注射用治疗。建议有效的患者接受8个周期的注射用治疗。

【剂量调整以及重新开始治疗】当发生3级非血液学的或任何4级血液学的毒性（不包括下面讨论的神经病）时，应暂停本品治疗。一旦毒性症状得到缓解，可以重新开始本品的治疗，剂量减少25%（例如1.3毫克/平方米降低到1.0毫克/平方米；1.0毫克/平方米降低到0.7毫克/平方米）。如果患者发生与本品治疗有关的神经痛或

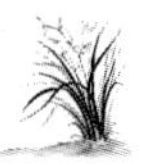

周围感觉神经病，应按推荐的调整剂量进行治疗。如果患者本身患有严重的神经病，只有权衡利弊后方可使用本品。

【不良反应】最常见的不良事件有虚弱（包括疲劳、不适和乏力）（65%）、恶心（64%）、腹泻（51%）、食欲下降（包括厌食）（43%）、便秘（43%）、血小板减少（43%）、周围神经病（包括周围感觉神经病和周围神经病加重）（37%）、发热（36%）、呕吐（36%）和贫血（32%）。

14%的患者至少有过一次4级不良反应，最常见的不良反应为血小板减少（3%）和中性粒细胞减少（3%）。

【不良事件】严重不良事件的定义为，无论是否有因果关系，任何导致死亡、危及生命、导致住院或延长住院时间、造成明显残疾或为重大的医疗事件。在研究过程中，228位患者中共有113位（50%）发生了严重不良事件。最常见的严重不良事件包括发热（7%）、肺炎（7%）、腹泻（6%）、呕吐（5%）、脱水（5%）和恶心（4%）。

18%的患者因研究者认为与药物相关的不良事件而导致停药，停药原因包括周围神经病（5%）、血小板减少（4%）、腹泻（2%）和疲劳（2%）。

在试验中有2例死亡的报告，研究者认为可能与研究的药物有关，1例为心跳呼吸停止，另1例为呼吸衰竭。

最常见的不良事件：

有65%的患者报告出现虚弱（疲劳、不适、乏力），疲劳首次发生的报告多出现在第1、2疗程中。2%患者由于疲劳而停止治疗。

21%的患者发生胃肠道不良事件，包括恶心、腹泻、便秘和呕吐。13%的患者发生严重不良事件。5%的患者因胃肠道不良事件而停止治疗。43%的患者出现食欲下降（厌食）。

43%的患者出现血小板减少，其特征为在使用本品治疗期间（第1～11天）血小板数量下降，在停药期（第12～21天）血小板数量恢复到基线 4%的患者因血小板减少而停止治疗。

37%的患者出现周围神经病、周围感觉神经病和周围神经病加重。6%的患者因神经病而停止治疗。超过 80%的受试者在入组评估时发现有周围神经病的体征或症状。入组评估时没有神经病的患者有 5%（2/41）发生了 3 级周围神经病。停止治疗后，有些患者的症状会得到改善或恢复到入组水平。

有 36%的患者出现发热（>38℃）的不良事件，被确定为 3 级的占 4%。

24%的患者发生中性粒细胞减少症。

12%的患者发生低血压（包括体位性低血压），在使用本品治疗期间，可能需要调整抗高血压药物的剂量。4%的患者发生低血压（包括体位性低血压）的同时还伴有晕厥。

【禁忌】对硼或者甘露醇过敏的患者禁用。

【注意事项】

（1）本品配制时应小心，戴手套操作以防皮肤接触。

（2）使用本品治疗可能会导致周围神经病，主要是感觉神经病，虽然只有极少感觉运动神经病的报道。以前就存在周围神经病症状（脚或手有麻木、疼痛或灼烧感）或周围神经病体征的患者在使用本品治疗期间神经病的症状可能加重。建议监测此类患者神经病的症状，如灼烧感、感觉过敏、感觉减退、感觉异常、不适感或神经痛。如果患者出现新的周围神经病或其症状加重，本品的剂量和治疗方案则需要进行调整。关于周围神经病随访的资料有限。在急性神经病患者的治疗中，大于 70%的患者以前使用过具有神经毒性的制剂，80%的患者在入组基本状况评估时具有周围神经病的体征或症状。

（3）使用本品治疗可能导致 12%的患者出现直立性或体位性低血压。此现象在整个治疗过程中均能观察到。如果已知患者有晕厥的病史、患者在服用能导致低血压的药物或者患者脱水，建议患者慎用本品。可以通过调整抗高血压药物、补液或使用盐皮质类激素

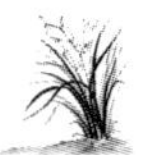

治疗直立性或体位性低血压。

(4) 观察到患有心脏疾病或有患心脏病危险的患者发生急性充血性心衰或恶化。此类患者应密切监测。

(5) 约43%的患者在整个治疗期间发生血小板减少，通常在治疗的第11天达到最大程度，在下一个疗程中得到恢复。平均来说，血小板计数降低和恢复贯穿8个治疗周期，并且未观察到累积血小板减少的现象。平均血小板计数最低值约为基线的40%。在每次给药前应对血小板计数进行监测。当血小板计数＜25000/微升时，应停止治疗，剂量降低后重新开始。由医生决定使用输血的方法。已有因本品引起的血小板降低造成胃肠或大脑内出血的报道。

(6) 在使用本品治疗时可能引起恶心、腹泻、便秘和呕吐，有时需要使用止吐药和止泻药治疗。如果患者脱水，应补充体液和电解质。因为患者接受本品治疗可能引起呕吐或腹泻，应告知患者采取适当的措施以避免脱水。应告知患者如果出现眩晕、头晕或虚脱应咨询医生。

(7) 因为本品是细胞毒素剂，并且可以快速杀死恶性细胞，可能引起肿瘤溶解综合征的并发症。在治疗前处于高肿瘤负担的患者具有肿瘤溶解综合征的危险。

(8) 本品通过肝酶代谢，所以本品在肝功能损害患者体内的清除可能下降。肝功能损害的患者，在使用本品治疗时应严密监测其毒性。

(9) 肾功能损害的患者，尚无肌肝清除率低于13毫升/分钟的患者或进行透析患者的用药资料。肾功能损害的患者在使用本品治疗时应严密监测其毒性。

(10) 育龄妇女在使用本品治疗期间应避免受孕。

(11) 鉴于许多药物经人体乳汁分泌，用含有本品的乳汁喂养婴儿可能引起潜在的严重不良反应，应建议哺乳期妇女在接受本品治疗期间不要哺乳。

（12）老年患者用药，参加临床试验的202名患者中，35%的患者≥65岁。65岁以上和65岁以下患者的显效率分别为19%和32%。256名患者安全性分析显示，对于50岁以下患者、51～65岁患者、65岁以上患者，3级和4级不良事件的发生率分别为74%、80%和85%。

【药物相互作用】人体肝微粒体的体外研究表明，本品是细胞色素P450酶系3A41、2D6、2C19、2C9和1A2的底物。与细胞色素P450 3A4的抑制剂或者诱导剂合用时，应密切监测毒性的发生或有效性的降低。

在临床试验中，有糖尿病患者口服降糖药后出现低血糖症和高血糖症的报道，在使用本品治疗时，应密切监测口服抗糖尿病药患者的血糖水平，并注意调节抗糖尿病药的剂量。

告知患者应谨慎合用可能会引起周围神经病的药物（如胺碘酮、抗病毒药、异烟肼、呋喃妥因或他汀类）及引起血压降低的药物。

【规格】每瓶含有3.5毫克的无菌冻干粉末。

第九：Xeloda（希罗达）

FDA批准的适应证：1998年，转移性结直肠癌；2002年，转移性乳腺癌；2005年，辅助结肠癌的治疗。

【适应证】希罗达适用于紫杉醇和包括有蒽环类抗生素化疗方案治疗无效的晚期原发性或转移性乳腺癌的进一步治疗和结直肠癌的治疗。

【剂量与用法】推荐剂量：每日2500毫克/平方米，连用两周，休息一周。每日总剂量分早晚两次于饭后半小时用水吞服。如病情继续恶化或产生不能耐受的毒性时应停止治疗。

治疗中剂量调整：希罗达所引起的毒性有时需要做对症处理或对剂量进行调整（停药或减量）。一旦减量，以后不能再增加剂量。

【禁忌证】有希罗达严重副反应或对氟尿嘧啶（希罗达的代谢产

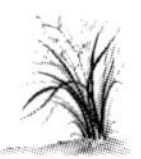

物）有过敏史者禁用。

【注意事项】尚未在妊娠妇女中进行希罗达临床研究，但必须要考虑到如果在这类病人中使用希罗达，可能会引起胎儿损伤。动物实验表明，本品能导致胎儿死亡或畸形。这些发现预示本品衍生物也具有这种作用，因此不能在妊娠妇女中使用希罗达。如在妊娠期间使用希罗达，或在使用希罗达期间发生妊娠时，必须考虑到该药对胎儿损伤或致畸的潜在危险性。生育期妇女使用希罗达时必须采取避孕措施。

尽管尚不知希罗达是否能分泌于乳液中，但由于许多药物能在奶液中分泌而有对哺乳的婴儿造成严重副反应的潜在危险性，因此建议使用希罗达的妇女停止授乳。

【副反应】副反应较少，以下情况可能与之有关：

消化系统：希罗达最常见的副反应为可逆性胃肠道反应，如腹泻、恶心、呕吐、腹痛、胃炎等。

皮肤：在几乎一半使用希罗达的病人中发生手足综合征，表现为麻木、感觉迟钝、感觉异常、麻刺感、无痛感或疼痛感，或红斑、脱屑、水泡。皮炎和脱发较常见，但严重者很少见。

一般不良反应：常有疲乏但严重者极少见。其他常见的副反应为黏膜炎、发热、虚弱、嗜睡等，但均不严重。

神经系统：头痛、感觉异常、味觉障碍、眩晕、失眠等较常见，但严重者少见。

心血管系统：下肢水肿较轻且不常见。尚未见其他心血管系统的副作用。

血液系统：中性粒细胞减少且少见也不严重，贫血极少见也不严重。

其他：厌食及脱水常见，但严重者极少见。

【联合用药】希罗达与大量药物合用，如抗组胺药、NSAIDs、吗啡、扑热息痛、阿司匹林、止吐药、H_2 受体拮抗剂等，未见具有临床意义的副作用。

希罗达与血清蛋白结合率较低（64%），通过置换能与蛋白紧密结合的药物发生相互作用的可能性尚无法预测。

在体外实验中，未发现希罗达对人类肝微粒体 P450 酶产生影响。

【规格】：500 毫克×12 片/盒。

第十：Tarceva（特罗凯）

FDA 批准的适用证：2004 年，非小细胞肺癌；2005 年，胰腺癌；2010 年，非小细胞肺癌的维持治疗。

【药品名称】商品名：特罗凯。通用名：盐酸厄洛替尼（埃罗替尼）片。英文商品名：Tarceva。

【成分】每片内含 150 毫克厄洛替尼（以盐酸厄洛替尼形式存在）。

【性状】圆形、双凸、白色包衣片，一面印有棕色“T”和“150”，另一面空白。

【作用机制】Tarceva 的抗肿瘤作用机制主要为抑制表皮生长因子（EGFR）酪氨酸激酶胞内磷酸化。

【适应证】Tarceva 用于两个或两个以上化疗方案失败的局部晚期或转移的非小细胞肺癌的三线治疗。

【禁忌证】对本品及其成分过敏者禁用。

【用法与用量】本品必须在有此类药物使用经验的医生指导下使用，并仅在国家肿瘤药物临床试验基地或三级甲等医院使用。本品单药用于非小细胞肺癌的推荐剂量为每日 150 毫克，至少在进食前 1 小时或进食后 2 小时服用。持续用药直到疾病进展或出现不能耐受的毒性反应。无证据表明进展后继续治疗能使患者受益。

【不良反应】最常见的不良反应是皮疹和腹泻，3/4 度皮疹和腹泻的发生率分别为 9%和 6%，皮疹的中位出现时间是 8 天，腹泻中

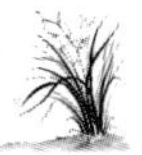

位出现时间为 12 天。

发生率大于 10%的不良反应有：皮疹、腹泻、食欲减低、疲劳、呼吸困难、咳嗽、恶心、感染、呕吐、口腔炎、瘙痒、皮肤干燥、结膜炎、角膜结膜炎、腹痛。

肺毒性：有较少的报道提示在接受 Tarceva 治疗的 NSCLC 患者或其他实体瘤患者中可出现严重的间质性肺病（ILD），甚至导致死亡。在随机对照研究中，ILD 的发生率是 0.8%，并且这一发生率在 Tarceva 治疗组和安慰剂组是相同的。报道的 ILD 包括：肺炎、间质性肺炎、间质性肺病、闭塞性细支气管炎、肺纤维化、急性呼吸应激综合征和肺渗出。症状发生于治疗后 5 天～超过 9 个月，中位发生时间为 47 天。多数患者常有混杂因素导致 ILD 发生，如之前有化疗/放疗，原有实质性肺疾病、肺转移或肺部感染。当有新出现的、难以解释的肺部症状，如呼吸困难、咳嗽、发热等，需进行检查评价，一旦诊断 ILD，应停止继续使用 Tarceva，并采取适当治疗。

肝毒性：Tarceva 治疗可引起无症状的肝转氨酶升高，因此，治疗期间应定期复查肝功能，包括转氨酶、胆红素、碱性磷酸酶等，如果肝功能损害严重应减量或停药。肝功能损害常为暂时性的或伴有肝转移。较少报道有胃肠道出血，常发生于同时应用华法林的患者，所以，同时服用华法林或其他抗凝剂的患者应监测凝血酶原时间。

老年患者：安全性和药代动力学在年轻人和老年患者中无明显差异，因此，应用于老年患者时不建议调整剂量。

【注意事项】本品必须在有此类药物使用经验的医生指导下使用，并仅在国家肿瘤药物临床试验基地或三级甲等医院使用。

【规格】150 毫克。

参 考 文 献

1. 周彩存，等．肿瘤学．上海：同济大学出版社，2010
2. 国家药典委员会．中华人民共和国药典临床药须知·中药卷．北京：人民卫生出版社，2005
3. 国家药典委员会．中华人民共和国药典临床药须知·化学药和生物制品卷．北京：人民卫生出版社，2005
4. 陈灏珠．实用内科学．第12版．北京：人民卫生出版社，2005
5. 李彤，覃迅云，等．实用瑶医学．北京：中国医药科技出版社，2004
6. 覃迅云，李彤．中国瑶医学．北京：民族出版社，2001
7. 覃迅云，罗金裕，高志刚．中国瑶药学．北京：民族出版社，2002
8. 北京医学院第一附属医院肿瘤科．肿瘤．北京：北京人民出版社，1975
9. 文乐军，等．人体解剖学．北京：北京大学医学出版社，2004